知识生产的原创基地
BASE FOR ORIGINAL CREATIVE CONTENT

颉腾文化
JIE TENG CULTURE

全部生命系列

静坐

的科学、医学与心灵之旅

[美] 杨定一　[美] 杨元宁 / 著

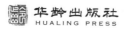

华龄出版社
HUALING PRESS

图书在版编目（CIP）数据

静坐的科学、医学与心灵之旅 /（美）杨定一，（美）杨
元宁著 . -- 北京 : 华龄出版社，2021.6

ISBN 978-7-5169-1947-7

Ⅰ . ①静… Ⅱ . ①杨… ②杨… Ⅲ . ①静功 – 关系 – 身
心健康 – 普及读物 Ⅳ . ① R395.6–49

中国版本图书馆 CIP 数据核字 (2021) 第 047008 号

北京市版权局著作权合同登记号　图字：01-2021-3300 号

策划编辑	颉腾文化		**责任印制**	李未圻
责任编辑	董　巍　郑建军			

书　名	静坐的科学、医学与心灵之旅		作　者	[美]杨定一　[美]杨元宁	
出　版	**华龄出版社** HUALING PRESS				
发　行					
社　址	北京市东城区安定门外大街甲 57 号		邮　编	100011	
发　行	（010）58122255		传　真	（010）84049572	
承　印	文畅阁印刷有限公司				
版　次	2021 年 7 月第 1 版		印　次	2022 年 10 月第 6 次印刷	
规　格	640mm×910mm		开　本	1/16	
印　张	14.5		字　数	179 千字	
书　号	978-7-5169-1947-7				
定　价	69.00 元				

杨定一

此书和前一本《真原医》一样，最初并没有出书的打算，只是我多年来在静坐教学中累积的零散问答和个人的反思。这些记录下来的问答，囊括了各式各样与实修静坐相关的主题。之所以开始整理，准备出版，是基于我女儿杨元宁的坚持，而我确实感受到元宁是出自真心地想要与更多人分享这一重要课题，再加上她打算依照某种内在的秩序来整理这些资料。这一切对我而言，相当有意思。

从这个角度来看，本书可以说是一个父亲和女儿共同的探险之旅。

本书也代表了我个人最直接而不假修饰的静坐观，除了顺序略作调整之外，并未改变内容。

如果说《真原医》一书反映了我的养生观念，那么，这本书可以说是我个人静坐观的写照。

正因如此，读者可能还没准备好迎接本书提到的众多超乎主流的观点，我并不是只从技术、科学和经验的层次探讨静坐，而是从更广阔的人生意义下手。

对我来说，"静坐"一词囊括了实修、技术、境界、转化的经验，近年来变成相当热门的主题；而时下谈论静坐的文章，无论是科学性的还是通俗性的，更是浩如烟海。尽管如此，多年前我第一次试着在医学期刊发表静坐的论文时，多少还是觉得自己犹如荒漠中的孤独旅人。当时，亲身尝过静坐滋味的科学家和医师只有那么一小撮，而能发现静坐与宗教、形上理论、哲学等人类文化结晶毫无冲突的科学研究人员更是寥寥无几，我正是其中之一。

这是因为我很早就接触静坐了。

虽然早年忙于癌症和免疫研究，后来又忙于创业，但我二十多岁就已只身踏上静坐的探索之旅。科学训练敦促我放下先入为主的成见，以开放的心态去尝试静坐的滋味，而不预设任何期待，我就这么发现了一个超乎"奇迹"能够形容的天地。静坐答复了我一生以来的形上问题，开启了我的眼界，让我看见了一个科学家认定不可能，而医生认定超乎人类极限的世界。

我必须说，这一趟心灵之旅绝非风平浪静。我迫切地想知道，静坐的体验对整个宇宙来说代表什么，无论是已知还是未知都想知道，尤其是涉及物理、形而上学、科学和哲学、世俗和宗教的意涵。我的静坐经历促使我去寻找连接科学和哲学间的桥梁，接着又走入宗教，我开始从科学的角度解释宗教和哲学。

我透过静坐寻找的，其实是人生的意义。没多久，这股迫切变得生死攸关，漫天漫地盖过了一切。在我从事科学研究、行医、经营企业的同时，这些问题终日萦绕在我脑海，甚至让我心神不宁：我们为什么来此？人生所为何来？生命还有什么是我们掌握不了的？

我想，不去问这些问题的人是幸运的，因为这些问题足以将人燃烧殆尽，我就是如此。它们点燃了一把我怎样也扑灭不了的野火，转眼间，竟成了我主要的动力（motif force），遮盖了其余的一切。

我从小就是天主教徒，六岁担任辅祭[1]，协助神父进行弥撒[2]，才十几岁就觉得自己掌握了《新约》[3]和《旧约》[4]两大经典的道理，读遍了各种

---

[1]　指天主教弥撒及其他宗教仪式中的辅助者。
[2]　天主教的宗教仪式。
[3][4]　《圣经》的两大组成部分。

静坐 的科学、医学与心灵之旅

源远流长的哲学论述，涉猎各门各派，把经典作为平日的读物。很难想象，一个十几岁的孩子在高等微积分课时，一边解题，一边阅读哲学书籍……总之，只要有书，我就读。

然而，依然还有许多哲学的疑惑不断在我内心熊熊燃烧，对于如何面对人生的种种不确定与内心深处对未知的深刻不满，我却束手无策。

说这些存在性的问题引发了成长过程的危机，还算说得太轻松了。我自己会这么形容：这些问题将我推入了卡夫卡式的困境，却不给我一个合理的解答。

到现在，我都不知当初是怎么熬过来的，似乎一切都对了，我终于厘清头绪，回答了我自己提出的问题。

找出我自己的解答之后，我决定周游世界去寻访名师，登门求教于所有我能遇到的修行者，真是让我获益良多。

那段嬉皮岁月，我毫无保留地追寻人生真相，到头来，我总算明白一切答案早就安住在我心里，根本不需要穷尽千山万水。要是我一开始就知道……

至此，我终于明白所有的答案都在我们内心，只要探问自己的心灵，答案自然会涌现，而且都是那些再明显不过的事理。

在本书里，我对问题的答复在许多方面都反映了我自己的心灵之旅。无论值不值得一听，是好是坏，都是我的心声，只愿能撼动提问者和听众以为再理所当然不过的道理、信念和偏见，再往深处多探究一些。我衷心希望能帮助提问的人省去一些时间，不必像我一样，白白耗费那么多年的光阴，却只是盲目地摸索。

基于这些缘由，我会鼓励读者以开放的心态去读这些问答，尽管内容不免缺失及疏漏，我仍然真诚地希望各位能获得启发，踏上这一没有退路的旅程，透过静坐的实修和自己的探问看清人生真相，并体会真实之境。如果本书能达到这一目标，那真是令人再高兴不过了。

有一点要请读者理解，这本书要谈的并不是宗教或哲学，也绝非科学或医学。我为了让问答更平易近人，借用了不同领域的比喻解说，不免给人留下大杂烩的印象。但别忘了，静坐的实际修炼本来就是涵盖众多层面、跨领域的主题，无法以三言两语轻松带过！此外，有些读者可能会若有所失，因为本书没有一一列出引用文献，概念的衔接也不够精致。对有此感受的朋友，我在此衷心道歉。

我想说的是，这本书只是一系列问答的集合，而非写给医界及学界同仁看的技术论文，他们通常会想知道哪个论点是谁提出的，甚至会主动查阅支持某个论点的精确数据和参考文献。或许这部分可以留待日后再写，毕竟我一直想要就静坐与修行写一本更完整、更科学的论述，再怎么说，很少有人像我一样，一直迫切地在搜集过去三十多年所有关于静坐的科学和医学论文。

然而，说真的，我也担心科学术语可能无助于阐明这个跨领域的议题，静坐横跨社会学与哲学的边界，也同时触及物理和生物化学的核心，更别说医学了。还有，纯粹科学的东西注定是短暂的。身为科学家，我们都知道自己的发现只有在发表的瞬间才具有深刻的启示，没多久就显得过气，在更专业、更新的发现之前相形失色。

不过，写得平易近人的哲学论述就不会有这种情况。事实是，所有的古代经典到现在仍然有人流通印行，历久弥新，渐受欢迎。尽管如此，我自己在多年前得出了一个结论：正确的问题和答案必须发自内心，由心灵领略消化，而非凭着头脑推理论述。这一点，读者阅读本书时，相信也会心有戚戚焉的。

本书确实还有不少缺失，其一是因为我在美国住了大半辈子，这些问答的原文都是英文。所以，和《真原医》一样，本书和此序的原稿都是以英文撰写再译成中文。即使过了这么多年，英文仍然是我的主要交流媒介。我为此感到相当懊恼，因为谈静坐的体验必然要能厘清理论和实修的微妙差异，但落笔时却可能因为语言隔阂，有失精确而显得含糊不清，这

　　　　　　　　静坐 的科学、医学与心灵之旅

也是需要向读者致歉之处。我的答复也不见得总是前后一致，这反映了我个人当时的理解与成长，请读者务必将这些问答视为个人生命之旅的参考，千万不要照单全收。

最后我要说的是，静坐不是只有头脑上的理解，但写书却不能不诉诸文字，而可能流于理论化而失去了切身的力道。所以，读者在研读静坐相关书籍时，请务必留意这一限制。也就是说，总会有人在谈静坐时用了太多的逻辑推理，化为文字后更强化了这一问题。说到底，静坐是一门用心追寻的领域，千万别仅止于头脑的探索。

能完成这本书，我要感谢许多人。

首先要感谢我的女儿杨元宁，她一肩扛起催生、完成此书的烦琐工作。这本书成书期间，正是我最忙碌的一段日子，我深知若非她的催促，这本书是不可能按时完成的。她不光妥善地编排了这些问答，更纳入了她自己从十岁到二十四岁之间向我提出的各种问题，也就是她这十五年来的成长历程。

这些年来，她以录音和笔记的方式，记录了各式各样的问答，在编辑过程中也一再回头找我讨论，厘清某一段的真正用意。在需要进一步澄清之处，她添加了我在演讲时引用的补充资料。她在哈佛大学主修生物、辅修东亚文化的古代哲学和佛教的同时，真的是将这本书当作一件很重要的事在做。在她五光十色的生活里，有那么多事情值得分心，但她凭借着明晰与无畏选择了这条路，对于她所展现的勇气，我唯一能表达的就是由衷的钦佩。很多时候，我会觉得她的人生根本是为了催生这本书而来的……

我也要感谢我的两个儿子——元平和元培，他们是我一生的挚友，从他们身上我获益良多。作为学生和工程师，他们不仅聪慧，心地更是温良。透过他们毫无保留的分享，教我如何保持开放的心胸，看见每个人心中那永恒孩童的纯真与美善。这三个孩子为我的人生带来喜乐，反而是我时常懊恼，身为父亲，我还有许多不足之处。

我要感谢我的父母，他们一生恪守本分，虽然生活艰辛，却仍给予我诚实、期盼和慷慨的信念。他们深刻地影响我，即使在黯然绝望时也不能忘记保有良善的心。我常觉得他们就像我的守护天使，始终鼓励我去发掘生命中更高、更广、更美好的事物，总在我挫败、沮丧时给我安慰。我的母亲去世得早，但她的美德始终与我相伴。她温顺和蔼，一生为了凝聚这个家做了许多牺牲，却从不居功，是我们心中永远的天使。即使是现在，我仍常感觉她就陪伴在我左右。至于我的父亲，则是少见的仁慈无私的大好人，在这充满染着①的世间，他总是保有纯真的赤子之心，这一点为我带来许多启发。

我也感念我的岳父母，他们始终视我如亲生儿子般地带领我并呵护我。岳父的慷慨，我永远铭记于心，他真诚地关怀众生与周遭的人、事、物，始终相信人们的生活可以透过文明不断地发展、提升。不论大小事，都用坚毅的决心来亲力亲为地示范，他相信生命有一种更大、更全然的善，并终其一生致力于活出这样的理念。至于我的岳母，她为每个家人带来的温暖支持总令我如沐冬阳，她为这个家带来每个人都渴望得到的喜乐，以无比的勇气与毅力走出岳父辞世后的失落伤痛，这一点对我们这些后辈是很大的鼓励。

多年来，我一直想要感谢几位老师，特别是圣严法师和南怀瑾老师。很遗憾的是，他们几位都已离开人世，但一直活在我心里。我曾经不自量力地想和这几位老师合写静坐的书，他们的离世也是促成我决心提早完成本书的另一个原因，只是这本书写得太慢，来不及送上草稿请他们提点，不然读者就有机会也听听这几位大师的想法了。在此，我愿代表所有曾经受惠于这几位大师的人，感谢他们长年不辞劳苦地教学与贡献，现身说法示范慈悲的心怀；让我们所有人感念于心。

除了这些名师外，我还要感谢此生相遇的成千上万个贵人，每个贵人都是我的人生导师。何其有幸，只要我愿意敞开心胸接纳，人生无处不是学习的殿堂。有时我多么希望，自己的心灵能再敞开些，能提供更多温暖

---

① 佛教语。谓爱欲之心浸染处物，执着不离。

静坐 的科学、医学与心灵之旅

与鼓励给需要的人们。

在此，我要表达对长庚生物科技的同仁们最深切的感谢，特别是柯云飞教授、邱金国先生，以及许多同仁，感谢他们多年来为推广真原医所付出的不懈支持与勤奋努力。感谢马奕安博士（Dr. Jan Martel）、吕欣欣与陈锦书协助本书的编辑与校对，感谢卢峻暧与美工团队协助插图绘制。我特别要对陈静雯表达我最深挚的感谢，感谢她这些年来配合我个人对外事务上的全心协助与奉献，并协调各方，完成本书的付梓印刷。

最后，同时也是最重要的，我要归功于我的灵魂伴侣、我的妻子王瑞华，对她，我总有道不尽的感谢。她才是我们中的大修行者，很多认识她本人的人，都曾受益于她静坐的功力和慧见，但她总是低调地站在幕后，默默支持着像我一样敢站在台前高谈静坐和修行的朋友。我的灵性修行之路，不只此生，包括过去多生多世，全赖这位累劫同修的灵魂伴侣之赐。她展示的力量与慧见，始终是我的一大助缘，敦促我由徒劳无功的人生追寻中醒来。她是好妻子、好女儿、好儿媳、好姐妹和好母亲。我深深感激她在我对于追寻人生真相深感绝望之时，能那么深刻地理解我。要不是她坚定的勇气、决心、忠诚与支持，我是无法在多年前重新踏上这段信念与自我修习的旅程。但愿我这一生有些片刻，真能配得上她的期许。也希望，会有那么一天，她愿意站出来和大家分享她对本书主题的看法，我相当肯定，她会有许多想分享的。

杨元宁
■■■■

　　我在小学四年级时，参加了一次五天的禅修营，那次静坐的体验震撼了我，让我短暂体会到了真实的苦难和真正的圆满，这两种感受同时浮现，但瞬间即逝。

　　正是对这两种截然相反境界的匆匆一瞥，激起了我内心想要找到"出路"的最深的迫切感。从此，我正式踏上了自己的修行之旅，持续至今。我对世界各地的宗教和哲学经典充满好奇，尤其着迷于佛经和静坐的论述，似乎填补了内心正在扩大的一种空白。

　　我身边的同学和朋友们过着年轻人的日子，我却对生命的意义更感兴趣，想要从我所体验到的苦和周遭的苦难中解脱，想知道死后的"我"会变成什么样子，想看清因果业力和我自己的道德指引是怎么运作的，想活出我曾见识过的绝对圆满，即使那只是曾经有过的片刻感受。

　　在漫长的追寻之路上，我读遍了各种法门、各个大师的作品。然而，只有我父亲对这些经典的诠释和他对这些主题的观感，最能深入我心。他能用一种无拘无束、不受既有成规所限的方式，解说这些繁复的专门术语和理论，最重要的是，说得够简单，即使十岁小孩也能心领神会。我们的讨论从不受任何一门教条的约束，这些轻松自在的答复，在那一刻，就已表达了真理，虽然不重复耳熟能详的古人阐述，却让我能明明白白地在那一刻体验到真相，而那一刻，只有人生真相才是重要的。他的诠释并不是模仿古代哲学的论道方式，而是采用物理、生物、神经生理学等领域的当代研究成果，重新从现代和科学的观点来看修行这回事，并结合健康医学的原理，点出静坐在身心方面的立即效果。

从他身上，我才明白真理可以体现出多种形式，没有对错之别；真理是从不需要以某种固定的方式来教学、来领悟的，更重要的是如何以适当的方式帮助提问者更能了解真理，至于使用何种方式，也就不是那么重要了。几年后，我才在哈佛的佛教课上，从《维摩诘经》中读到了这一至理。因此，我时时不忘与人分享这些想法，包括我所接触的，尤其是多年来我私下向父亲讨教和从他的公开演讲中所整理出来的独特诠释和真理。

———

我多年来一直有种感觉，我父亲最有力也最直接的说法，全出自他与听众的问答，在一整场长篇大论的演讲之后，听众针对自己的修行和演讲的主题，提出了他们个人希望澄清的疑问，也是他们最切身的静坐问题。这些与来自各行各业人士交流的对话，总是让我兴味十足。在整理了大量的演讲和研习记录，包括我们私下的讨论后，我觉得这些问答是最有意思的，很可能是最适合用来呈现这本书的方式，也是为我自己的领悟点亮的盏盏明灯。我既是这些问答的旁观者，同时在十几岁时也问了不少问题，我发现这些问题往往反映了提问者的背景、知识和实际的倾向。现在回想起来，我自己问的问题也同样反映了当时的灵性成长。

能读到父亲对每个问题周到而适当的答复，对我独具启发。他谈了几十年静坐，我经常在不同的场合听到类似的问题。但令人着迷的是，即使问题相似，每个答复却都是针对提问者当下状态的响应，从未重复，就像是每个人都值得拥有一个最适合那一刻的独特答案似的。我亲眼看到这些答复是怎么引发了提问者深刻而惊人的反应。我猜想，许多有同样静坐经验和深刻灵性渴望的读者，也可能会有同样惊人的反应。

为了方便阅读，我选出了重要的问答，并试着依特定的主题编排，从基本的静坐技巧，到静坐的过程，谈静坐对身心的转化，最终谈透过稳健修行所发掘的内在光明。重新阅读每一章后，才发现由于问答有其背景，常常需要更进一步地厘清，在整理、安排这些概念的过程中，我也常回头和父亲重新探讨各个主题。

为了让具有科学背景、需要扎实数据的读者更容易接受本书，有几章加上了原本演讲中提及的信息。这些科学数据和分析的文献，通常是他演讲幻灯片里所引用的，为了能更清楚完整地呈现，我也花了些时间进行资料搜集与研究，且为了不会干扰阅读，将这些资料作为独立的单元存在。

————

在此关键时刻，我们的生活无不充满了困惑和无奈，人类仿佛已经迷失方向，落入无尽的黑暗深渊，看不清出口的微光何在。这种灵性上的干旱和信心的失落，让人类社会陷入了抑郁的旋涡，人生只能在莫名的恍惚和混乱里空转，没有人知道该怎么办。大多数人只是呆立着，望着眼前的梦魇，祈望能找到什么好拯救自己。

正是这种无助感，催促我早日完成此书，至少能提供点什么以解决层出不穷的现代问题，因应节节高升的抑郁、焦虑等心理病变，我们的人生快要被这些消耗殆尽了。现代人的生活缺乏意义与目的，这本身就是我们要面对的一大挑战。我们活着只是为了工作、求生存、养家糊口，完全被物质需求淹没，无暇响应内在的灵性呼唤。我们都迷失了，很多人都是，因为根本没有时间、没有方法为自己找到一条出路。

如果本书没能给你留下太多印象，我还是恳切希望它至少点燃了你内在的火焰，无论多么微小，都有助于你恢复希望和勇气。在孤寂而混乱的世界里提供一点安慰和激励，以及一点点勇气，当你感觉这个世界正在和你作对时，帮你找出一条自己的路。

静坐 的科学、医学与心灵之旅

壹

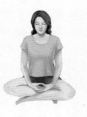

基础静坐与技巧

01

为什么要学静坐

———

作者注：杨定一博士在谈静坐的演讲或座谈会的场合中，总有听众会问到"为什么要学静坐？"通常会有很多种提问方式，反映了发问者的背景与疑惑，包括忙于准备考试的学生，身负养家糊口担子的年轻人，有填不完的表格、做不完的项目的上班族，汲汲于损益两平的生意人，想开创新生活的退休人士，他们既热切地想学习静坐，也怀抱着相当程度的期待。

听众五花八门的提问，不外乎是想了解静坐的目的，除了知识上的引导，更想求得一个安心的保证。以下的静坐解说，是从杨博士多年来在美国的演讲记录中选辑出来的，可以说是至今为止最清晰易懂的静坐介绍了。（杨元宁）

———

在广阔的宇宙里，人类和所有生物一样，都想活得快乐。快乐让我们得以完整，圆满了有意义、有目标的人生旅途。快乐是你我与生俱来的特质，想要快乐是人类的天性。然而，快乐无须外求，只待我们还原、重新忆起并启动它的源头。

可以这么说，快乐就是回归心灵的家。若能安居于快乐之中，均衡、健康、创意、活力且有方向的人生也会随之而来。正因为快乐，人生才能开展出无限的可能。

快乐是宇宙自然的平衡状态，是最不消耗能量并拥有最高秩序的稳定状态，也是一切众生历经千百万年演化的必然结果。唯有快乐，才能推动身体、生理，乃至于人类社会发挥最佳的效能，而快乐本身也是充分发挥之后的必然结果。

快乐涌现慈悲，也能生出智慧。一个慈爱而睿智的人，是不可能不快乐的。

对我而言，"我快乐吗？"是一个人生不可不问的关键问题。

你，快乐吗？

你真的，真的快乐吗？

你的快乐无须外在的动力吗？不设界线、条件，没有理由也能成立吗？我要说的是无条件的快乐，无关乎你的年龄、外貌、社会地位、健康状态、配偶、父母、子女、现在觉得舒适与否或过着怎样的生活，而是一种无所不在的快乐，这样的快乐可以源自内心，也可能出于身外之物，甚至可以毫无来由。这样的快乐既不受环境影响，也无须矫饰造作，它本身就是无限的，足以让我们重拾生命的完整。

你快乐吗？

无论是谁，不都想要快乐，而且是无条件的快乐？

想要脱胎换骨，从此活得快乐？

想要找到生命的意义？

想要活出自己的人生方向？

我要说的是，这一切都是你我必须重新为自己争取的权利，我们本来就有快乐的能力，得以享有无条件的快乐、至高的喜悦，但这一与生俱来的权利却是必须恢复的。

现在就开始。

你必须开始深刻检视自己过去所学和现在自以为了解的一切真相，那被我们的烦恼、贪欲和无明毁坏了的颠倒世界，其实不过是一个我们必须从中醒来的幻相。

只要一念清明就足以领你上路，让你安抵家中，永远喜悦安乐。然而，人心自出生以来熏习染污已深，这个境界绝非一蹴而就，要想唤醒这颗心，还有待心灵的澄清与净化。

我们必须先修持静坐这类的心灵净化法门，让身心摆脱意念与烦恼的无穷干扰，以静坐还原心灵居所的秩序，以正确的呼吸、积极的运动与正确的饮食来强化身体的活力，同时立下并执行感恩、忏悔、希望等心灵誓约，回归内心，为真理的来临、脱胎换骨重生的那一刻，做好准备。

至于内心何时启悟，则与静坐、饮食、运动或其他外在行为不见得有多少关联，而是出于我们对人生真相的如实体悟。事实上，所有身体层次的净化修炼功课，不过是引领我们接近人生真相的大门，若不透过亲身的体悟，是不可能跨过门槛的。你必须如实面对真相，真心感受到此外无它，让这样的迫切感接引你，真正登堂入室。

脱胎换骨，迎接崭新的人生真相，重生的你不可能一切如昔的。你会无来由地感到喜悦和悠闲自在。你会回到心灵的家，那是你的真实来处，只是你早已忘怀。

彻底的脱胎换骨并不是凭借"得"，而在于"舍"，重点是"放下"，而不是"累积"，甚至不在于"坚持"，这一点，很可能大大地违反了你原本的认知。也就是说，静坐只是一种工具，能帮助你放下心灵自出生以来囤积至今的种种废物和残渣，并且有效地滤净你深邃的心海，直到心灵澄净，让领悟和快乐的光辉可以透进来。

提到静坐，无须联想到宗教或任何宗教活动，然而实际上，静坐离不开古人的智慧，包括已成为人类文化宏远传承部分的宗教。令人惊奇的是，静坐与现代科学和医学原理息息相关，而且所带来的益处远远超越"强身保健"四个字所能一笔带过的。

然而，追根究底，静坐仍然只是工具。

明智地运用这一工具，勤奋地运用这一工具。随时回归问题的本质，真正的核心问题不外乎是理解人生真相，在一念之间看清虚妄。就在那一念清明里，万物复归原位，恢复本来面貌。那一刻，无关乎过去的任何修行。倘若无此慧见，无论是静坐，还是各种身心修持，都很可能只是毫无意义的装模作样而已。

02

对静坐的期待

———

作者注：以下的章节，可以让读者参考来自各行各业的听众所问的各种问题。这些问答取自杨定一博士的演讲记录，搜罗了各种内容和用意的提问，原汁原味。

正因这一章代表了大众对静坐的疑虑与期待，我由衷地觉得本书应该从这里开始。为了保留发问者的背景并兼顾个人隐私，本章以职业简称取代发问者的真实姓名。（杨元宁）

———

某同学问：我现在读大学三年级，每天为了大小考试、写报告和繁重的课业而烦恼不已。考试前，我总是坐立不安，明明该努力准备，却很难专注。我觉得自己好像得了注意力不足和过动症，越想专心，越难定下心来，于是更加沮丧。为此我非常烦恼，常常失眠。静坐对我有用吗？如果有用的话，怎样才能帮助我下定决心、专注于练习静坐呢？

答：你的问题可分为两部分，一是静坐在你所面临的情况下能对你有何帮助。这一点，我可以回答的是，让心灵更为专注，正是静坐的立即可见的成效之一。事实上，若家中有注意力缺乏症或容易焦虑的孩子，我非常鼓励家长让孩子练习静坐，已有许多医学和心理学研究证实了静坐的种种好处，包括增强注意力、改善面对压力的身心反应。在我看来，静坐是唯一能持续帮你面对人生难关的锻炼，说是你必备的求生宝典也不为过！

然而，请记得，你所遇到的状况，在现代生活的压力下是十分普遍的现象。即使像你这样的年轻学生，也已经感受到了，这样的生活对我们而言是多么的不健康。

你的第二个问题，是想知道如何找出空当、下定决心，在忙碌的生活中抽身出来练习静坐。这是我们每个人都得面对的问题，也常是让我们拒静坐于千里之外的主因。请记得，静坐的重点不在于技巧，也不仅仅是身心的锻炼，而是培养出一种截然不同的人生慧眼，让我们能看见生命带来的诸多可能。

静坐的心境不只能帮助你学习，还能让你的生活更有方向感，引导你穿越环境的纷扰、人事的动荡和变故，完整活出自己的生命。从这个观点来看，静坐要人深入去探索，你所谓"人生真相"是怎么"造"出来的。对人生真相的认知一改，不但能加深静坐的心境，而且会让人更愿意继续练习下去。因此，对初学者而言，要想从静坐真正获益，向一位不把静坐仅视为是坐姿训练或脑力锻炼的好老师学习，是非常重要的。

同学问：可是，我连静下心来静坐都很难，很快就会分心，杂念不断，想起还有哪些事尚未完成、期限还有多久等。有没有什么方法，能让我在身心都抗拒静坐之时，还能坚持下去？

答：你提到的情况，是我们每个人都会遇到的，所以你不需要贬低自己，觉得自己不是静坐的料。我常教人以非常简易的守息练习来帮助静坐，称之为**"瓶子瑜伽"**。我们现在就可以一起试试看！

静坐 的科学、医学与心灵之旅

你可以躺着，或用舒服的姿势坐着，试着尽量延长呼吸的时间，越久越好。

首先缓缓地吸气，想象自己犹如一个充满光明、正在不断扩张的气球，吸饱气之后，尽可能地将这气息守住，不要让气体轻易地漏失。守住你的呼吸，越久越好，当你觉得再也无法屏住气息的时候，轻轻地，再试着坚持一下，直到无论如何再也守不住时，用力将所有的气一次完全吐出去。

这么做，至少再重复三次。

在守息同时或稍后，可能还会出现冷、热、刺痛或其他种种的感觉，这些全部都不用在意，不要让这些感觉分散了你的注意力，你唯一要做的就是尽量拉长守息的时间，越长越好。

这是源自西藏和印度传统的古老瑜伽技巧，用以净化散乱的身心状态。古代的大师们都知道在身心放松的状态下练习守息，能帮助打通体内的气脉。有意思的是，当体内的气脉打通时，就不再焦虑，甚至连杂念也没了。念头一清净，心境便自然地转为平和，身心进入合一的状态，至此，就连静坐的功力也深了。这是一种最简单的技巧，可以平息身心紊乱，化解静坐时最常见的分心和散乱毛病，不再陷入思绪的旋涡中。只要每天练习，你就知道对自己是不是有效！

还有一个方法，也能有效帮助我们放松，让身心感到踏实而平静。这个古老的方法是这样的，将舌头向上卷起，并轻抵上颚。

这是一个在典籍中清楚记载的神圣姿势，也就是梵文所称的"印（mudra）"。因为是以舌头来练习，又称"逆舌身印"（见图1-1），可以说是活化迷走神经反应最有力的方法，能刺激人体的副交感神经。副交感神经系统是负责让身体放松的，影响遍及身体的每个部位，包括心跳、呼吸和肌肉的运动等。

逆舌身印（खेचरी मुद्रा）

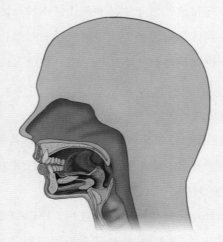

图 1-1　逆舌身印（खेचरी मुद्रा）

逆舌身印，梵文称之为"*Khecarī mudra*（खेचरी मुद्रा）"，是一种能安顿静心的瑜伽术，练习的方式如图 1-1 所示，将舌头向上卷起，朝向小舌。舌头是放松的，沿着口腔顶部的硬腭下滑，不费力地置于鼻中隔背面。熟练之后，舌头会自然而缓慢地顶到鼻咽腔的柔软处。

练习时，闭起双眼，眼球向内转，望向两眉中间的位置，可以躺着也可以盘腿坐着练习。行者习惯这个身印之后，无论你在做什么，整天都可以练习，也不见得要闭眼。久而久之，这个身印甚至会变得再自然不过，且能持续净化心灵与神经系统。

Khecarī 在梵文里意味着"在内部空间里翱翔"或"在以太空间里飞行"，是相当合适的身印，当舌头向上飞翔，接触到口腔顶部时，将带来忘我的幸福感。

单纯地将舌头轻抵上颚，就能触发微妙的放松反应，让呼吸更顺畅而深入，不仅减缓新陈代谢与心跳，也能澄净心灵，让注意力更容易集中。事实上，这是处理焦虑和压力最简单有效的方法。我常提醒大家练习，这个方法可以使身心一整天安适而泰然。

某位母亲问：我有三个孩子，最小的才三岁，最大的九岁。静坐对我的孩子有帮助吗？

答：确实有帮助。静坐能让孩子的身心发展更健全，也更均衡，弥补当今学校教育的不足。练习静坐的孩子，拥有较清晰的伦理观，能明辨是非，也更有创造力。

然而，要让精力充沛的孩子愿意乖乖静坐，的确是一件苦差事。多年来，我所推广的读经班，就是为了要解决这一难题。读经可以说是另一种形式的"动禅"，孩子在朗诵经典时，能收摄身体原本散漫的视觉、听觉、语言、思考等种种感官作用并投注于单一的活动中。读经不仅可以抚平心灵的躁动，让脑部活动平缓下来，还能提升脑波的合一性。

合一性是一种心灵状态，与激光束的原理很像，发自大脑各处的脑波完美地同步为一体，不同的波动彼此调和。聚精会神并进入合一状态的心灵，充分运用左右脑，使孩子的学习潜能得以完全发挥。合一状态的心灵，就是我之前提过的**天才心灵**，也就是人类在科学、数学、艺术等种种领域的创意泉源。在我看来，只要能够催生、加强这一静心状态，就是最好的学习方式。

此外，我们选读的经典，全是古圣先贤的传世之作，正可补足今日学校教育在培养高尚情操方面的不足。读经的孩子，无论是理解力、咬字、论述能力都更好了。我相信这一教学法足以与现今的教育制度完美互补，而我们在世界各地志同道合的朋友们的协助之下，已经带领了总数超过千万的孩子读经，这些孩子后来的表现也都相当杰出。

某上班族问：公司业务繁忙，为了结案，我总是在办公室里加班到半夜方休。我带领一个大型团队，年轻后进的同事们也不得不跟着夜复一夜地加班作简报、赶报表。有时候，我真怀疑这一切究竟值不值得。工作一整天下来，我躺在床上，却无法入睡，心想："我真的快乐吗？这么拼命工作究竟是为了什么？这一切真有更高的意义吗？"我感觉自己好像坠入了万丈深渊，看不到希望、看不到意义，也看不到支持我继续工作的更高远目标。静坐能帮助我找出人生的意义吗？然后，我就能幸福快乐了吗？

答：你碰触到了一个自无始以来，就纠缠着人类不放的存在课题，而这个凡事讲求速效的时代，让这一问题更迫切。如何在日夜不停的忙碌中找出人生的意义，这确实是一个很大的人生功课。从这个角度来说，我要恭喜你已经感受到了自己在世间这一短暂之存在的虚无，并开始探问是否有另一种能带来希望，让我们脱胎换骨而找到人生方向的生命架构。

很显然，光是求生存，已不再足以彰显存在本身的价值。人们与生俱来的好奇心和智慧，冥冥之中引导我们感觉到自己值得活出更好的人生，我们要的不只是如此而已。

正是这一探索的初心，让人生得以转向，深入更宽阔的追寻之旅。静坐是一个重要的工具，帮助我们次第有序地走上这一重新发现之旅，犹如路标一般，让我们脚踏实地，一步步探索，不会因为错过了更宽广的视野而迷失。

这是如何办到的？

静坐是一门历史悠久的修持法，深受世间各大哲学和宗教的推崇，而踏上静坐之旅并修成正果的学人也不计其数。各大宗教所流传下来的伟大经书、典籍和文章，无不由各种观点探究静坐的奥秘，更从多种方面对静坐进行详细解说，以使我们能亲身验证。

从这个角度来说，我会鼓励你全身心投入于这一人类最伟大的传统之中，亲身体验静坐因灵性而深入，灵性也因静坐而成长。唯一要提醒的是，务必保持开放的心，寻得自己的答案，并将所有答案落实于生活中。在此之前，切莫因一点心得就感到自满。

透过这一探索之旅，你会找到人生的意义，获得幸福与快乐。

我所说的，并不是仰赖物质收获的快乐。这里谈的幸福快乐，甚至不是一种心境，更贴切地说，那即是生命本身。

<u>某男性病患问：我腿部的神经萎缩已经超过十年了，而且随着时间不断地恶化，现在我已无法自行走路，我想我是无法坐下来好好静坐了。像我这种情况，还有没有什么其他办法可以学习静坐呢？</u>

答：首先，静坐无关乎坐姿或任何特定的姿势。静坐只是一种锻炼心灵、调理思维过程的练习，帮助我们摆脱让心灵不得清明的分心和杂念。正因如此，静坐时可以躺下，或采取任何你觉得自在的姿势。这就是静坐的修法。

静坐的深一层是领悟，让你对生命会有全新的领悟，也让你体会到万事万物都与静坐息息相关。所以，你当然可以练习静坐，静坐对你有帮助，同样也能帮助其他身体不方便的人。

这是怎么办到的？

静坐释放了心灵的紧张，并引导心灵体验到比身体更宽敞的境界，心灵的视野一转，心境开阔了，本身就有抚慰人心的效果，鼓起面对现实的勇气，让你在眼前的困境中仍能怀抱希望。即使陷入看起来无望的绝境里，静坐仍能为你展现人生的意义，在跌倒后，补足勇气，让你继续前进。但愿你能每天练习静坐，那是再好不过的了。

某家庭主妇问：多年来，我为严重的抑郁症所苦，发作时真的很糟，那种感觉就像是连太阳都全然遗弃了我，我这么活着一点价值也没有。我全身无力、嗜睡、提不起劲，坐在窗边呆若木石，徒然望着这世界映在玻璃上的倒影，除了对自己、对世界的愤怒与憎恨之外，我感受不到一丝丝情感。我看医生，也吃药，总觉得还少了些什么。我想知道静坐能不能帮助我，至少帮我管住那些极端的念头。

答：抑郁、焦虑、躁郁症等心理疾病，可以说是当今21世纪的医疗难题。在现代匆忙生活的影响之下，罹患心理疾病的年龄层也不断下降。以我自己的经验来说，处理严重的心理疾病必须双管齐下，一方面是医疗，另一方面则是彻底更新心态与人生观。前者不算太难，也有不少患者在优秀的精神科医师和心理学家的帮助下获益，这些咨询师都接受过专业医学训练，懂得如何处理你所说的"极端的念头"。

治疗的另一面，也就是生命价值的全然改观，包括彻底改变对自己、对这世界的看法，则是目前比较缺乏的一环。静坐则可以作为切入这一人生功课的工具，只要找到一位好老师，以及适合自己秉性与喜好的静坐法，你就能步上静坐之旅了。

请记得，静坐无关乎任何宗教，只是调节心灵的修持，使我们在面对环境的动荡变迁时，能更适切地予以响应，培养出一种适合自己的评估现实能力，带来健康、快乐与充实的人生。

到最后，自我探索所生的喜悦，会远远超过可见的身心健康改善，而这在各方面改变人生的自我探索，最后化为生命本身，成为在你内心闪耀的光明和力量的泉源。

会有那么一天，回首这样的人生，你会感激生命中的种种挑战，明白抑郁症不过是推动你踏上一条全新人生道路的助缘。甚至，你还能够帮助和你有同样病症的其他人。

静坐减少负面和毁灭性的情绪

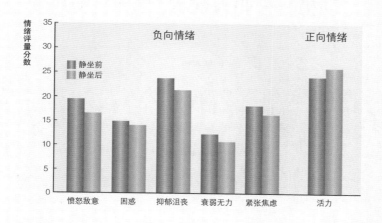

图 1-2　静坐前后的情绪状态评分

　　这个研究以中国大学生为对象，评估受试者调节情绪、心情和态度的能力。研究人员提供一套身心整合的静坐课程，教学生如何在悠闲放松和警觉清醒之间取得平衡，并在静坐课程的前后以问卷评估学生自行调节情绪的能力。心境的波动和状态，则以情绪评量表的得分来评估，结果发现负面情绪在静坐前后有很大的不同。"愤怒敌意""抑郁沮丧""衰弱无力""紧张焦虑"的差异相当明显，但"困惑"则没有显著差异。另一方面，正向情绪，如"活力"在静坐训练之后则增加了。这意味着，短期的静坐训练可以提升正向情绪，同时显著减少负向或具破坏性的情绪。

图1-2经同意改绘自Tang, Y.-Y. *et al.* 2007. Short-term meditation training improves attention and self-regulation. *PNAS* 104(43): 17152–17156. Copyright © 2007 by the National Academy of Sciences, U.S.A., PNAS不为翻译内容负责。

03

静坐——如人饮水，冷暖自知

———

许多问题反映出了大众对静坐的误解，以为静坐等同于宗教、神秘主义，甚至期盼带来神奇的转变。相信科学的怀疑论者，则多半觉得静坐是不可靠的法门。以下选出的问答，显示了对静坐的种种疑问与探究。（杨元宁）

———

<u>某退休人士问：我几年前退休，发现身体的老化速度一年年地增快了，我听说静坐能延缓老化，这是真的吗？</u>

答：老化是你我早晚要面对的一种生理过程，没有人能回避。任何生命，既有出生之时，也必然有凋零之日。生命注定无常，我们不该试图阻止，甚或延迟死亡的降临。

虽然身体和心灵都会因老化而损耗，然而别忘了，心灵和身体不一样，即使身体老化，心灵仍能保有年轻的活力。练习静坐，或培养静坐的心境，能让心灵保持孩子般的柔软开放。只要心灵对新的想法和生命的种种可能性仍能保持开放的态度，身体也会自然地随着心灵而行。静坐，是由

静坐 的科学、医学与心灵之旅

心灵引导身体的，谈老化，也别忘了心灵引导身体的这一前提。

某静坐者问：我听说过静坐能神奇地改变身心，包括引发通灵能力、开启第三眼、在半空中飘浮，甚至改变记忆和其他身体机能，这都是真的吗？

答：静坐改变的只是心灵，它本身是自我探索的过程，能开启心灵的视野，看见另一层次的人生真相。

虽说静坐是一种让人脱胎换骨的重生过程，但它与任何心理或灵通无关，更不应以静坐作为自我标榜的伎俩。相反地，静坐的目的其实是抛开这个小小的自我，寻得内在的真实自性。

确实有很多身心潜能是尚属未知的，然而，只要能契入悠闲的心境，心灵自会发挥无限的可能性。倘若只专注于身心现象的变化，反倒容易眼花缭乱，而错失了静坐真正的目的。

某天主教徒问：身为天主教徒，我总有静坐属于佛教修持的印象，如果要练习静坐，我得放弃自己的信仰吗？

答：喔！完全不是这样的。静坐虽然有其历史渊源，但其实是相当科学而且确实能发挥转化效果的修持，才能代代相传至今。静坐带来的变化有些是生理的，有些是灵性的，但这些变化全是因人而异，没有一项是非与宗教扯上关系不可的。确实，佛教是对静坐的介绍最详尽的宗教，也发展出一整套术语来引导后来的学人。然而，再强调一次，无论什么宗教，都有自己的静坐形式。

以天主教为例，我认识不少神父和修女勤于灵修，常浸淫于静坐的心境中。有些神职人员本身就是很棒的静坐教师，不分性别和种族，立即浮现在我脑海中的就是 17 世纪的盖恩夫人和当代的牟敦神父，这两位都是在静坐及相关领域中的热心倡导者。

我也认识长期静坐的无神论者，他们当然无须改变宗教倾向。

之所以提到这些，因为我的建议是，你大可保留自己的宗教信仰，但将重心放在所有宗教的相通之处。你会明白，静坐的心境正是所有宗教的核心，而这样的心境完全沉浸于慈悲、智慧与喜悦之中。那份心意，犹如仆人渴望帮助世人看见他亲眼看见的景象一般的全心全意。无论外在的世界如何喧哗，这样的心境始终是悠静而喜乐的。

某科学家问：我是受过科学训练的，有两个问题想要请教，一是静坐是否和神秘主义及迷信有关？另一个问题是，静坐有没有科学证据的支持？

答：你的问题恰恰反映出大众对静坐可能有的极大误解，而且与事实相距甚远。有很多科学家是伟大的静坐者，而且也是很卓越的灵修者。从科学的定义来说，在相似的条件下，任何人用同样的方法都可以追寻到真理，就符合了科学精神。

同理，静坐是有方法可循的，只要实际去做，任何人都可以重复、体验并达到静坐的目的。静坐所引发的神经生理、内分泌与心理层次的变化，都已有相当完整的记录，而且结果是可以重复观察得到的。事实上，至少已经有上百篇科学论文探究静坐。只要你去找，就能找到。

更重要的是，身为科学家，我建议你"以身试法"，自行验证静坐的效果。好的科学家会自己寻找解答，而非对眼前的所知所见照单全收。透过静坐，发掘你自己，你可以自己找出静坐这门科学的定义！

某工程师问：我听过你多场谈静坐的演讲，每次你都会举出大量的医学和科学数据，以证明静坐的成效。我想，从我听到、看到的数据，我可以代你回答前一位提问者的疑问：是的，静坐相当科学，能引发许多生理医学上的变化。但是，我也发现，你一再地告诉我们，别在意那些医学和科学数据，最好是亲身去体验静坐。我想问的是，这两种说法有无矛盾之处？

答：静坐本来就是如人饮水，冷暖自知，一定要亲身去体验的。这一事实，是不会因为静坐是否得到了科学数据的支持，而有所改变。正因如此，多年来我不断开设静坐实修班和体验课程，介绍静坐的各种技巧及其所引发的身心变化和成效。这些知识性的数据，可作为初学者深入探索静坐的指标，让静坐不再只是书上的理论，而能融入生活，并成为生活的一部分。

可惜的是，我们的头脑通常过度质疑，需要一点震撼才会对静坐产生兴趣。我们从小不断被"科学至上"的观念洗脑，无论追求或探寻什么，就连静坐，都要有科学证据才能接受。所以，即使我深知一次只能探索一或两个变量的科学研究不足以描述静坐经验的全貌，还是会在讲座里一再提及静坐的科学和医学基础，并以科学家和医学博士的身份，在科学期刊上发表静坐的论文，希望能让主流科学接受静坐这一主题。

对于像你这样的静坐学习者，我诚挚地希望，无论你从科学或医学期刊里读到了什么，都要相信自己的直觉和亲身的体验。

某音乐家问：听完这些讨论，我对静坐非常的好奇。我不觉得自己有任何疾病或身心上的问题，所以也不怎么期待静坐所带来的疗效。这样的话，静坐能带给我什么？

答：你能听完整场演讲，并提出这个问题，在此要恭喜你，你与静坐有个机缘，这表示你有心想要接触静坐。看看周围的一切，你所见的、所听到的，当作唯一人生真相的一切，真的存在吗？或许，只是或许，你有机会揣摩出一个更大的生命蓝图，活出你眼前未曾意识到，但凭直觉就能感受到的种种人生意义和可能性。

你的心最为清楚，它会引领你走向人生真相。

每个人都能静坐，但比起静坐本身，领悟人生真相才是首要之务，而这一点不是非要透过静坐才能达成的。请记得，静坐只是一种引导方式，让心灵得以止息并沉淀诸多纷繁的杂念。完全止息的心灵自会开启，那是一种沛然莫之能御的本能，并且是情不自禁的反应。

04

静坐的基本概念

问：静坐究竟是什么？

答：静坐可以说是一种技巧、过程或成果。

就技巧而言，静坐需要练习，有多少种静坐技巧，就有多少种收摄感官的方式。

就过程而言，静坐本身是一种能引发身心灵变化的转化经验，有些变化是可逆的，有些变化是永远的。

就成果而言，静坐能带来一整套全新的价值观、赋予全新的意义，使人对生命的观感焕然一新。

问：但是，我们听说的静坐多半只是不同宗教流传下来的各种技巧与姿势，这是怎么回事？

答：现在一般的静坐教学，确实有很大的问题。对大多数人而言，静坐只是一种身体的操练，把脚和身体摆出某种固定的姿态、坐多长时间或比赛专注力的心理练习。虽然静坐离不开技巧，但它本身其实是更宽广的。以我的经验来说，若想要找出人生的意义，静坐是最有效的方式。

问：既然如此，为什么你花这么多时间传授各种不同的姿势？

答：主要是为了健康的理由。我身为医学专业人士，健康问题是我最优先关注的焦点。

练习静坐确实对身体健康有许多好处，我们很难想象哪个身心均衡的健康人士，少得了静坐的锻炼。对初学者而言，即使只是把姿势摆正，也能使健康大为改善。

适当的静坐姿势本身，就是我多年来推广的众多**具有疗效的姿势**之一。就我多年来所见，静坐的姿势本身是具有疗效的！光是坐直，让脊椎、颈部、骨盆落在自然的弧度上，就能让五脏六腑各就各位。这种**身体结构的重新调整**让心灵更能专注，也是"返老还童"的第一步。

问：这么说来，坐姿是静坐的必要条件吗？

答：我过去在各地的演讲一再提到，任何姿势都能练习静坐，甚至可以完全不管姿势！无论将静坐视为修炼还是技巧，它的心理锻炼成分都远高于身体锻炼，而成效则远远超越了心理和身体的层次。或许，这个说法听来有些自相矛盾，反而容易把人给弄糊涂了，我们先回来谈基本技巧就好。

问：你的回答确实把我搞糊涂了。那么，静坐是否无关乎任何姿势呢？

答：我前头提过，静坐可分为技巧、过程和成果三个层面。就技巧而言，静坐可以说是一种集中心灵注意力的心理锻炼。然而，必须先调节身心，才能有效从事这一心理锻炼。换句话说，身体是会影响心灵的，反过来说，心灵当然也会影响身体。

有些姿势可以帮你更容易进入专注而放松的心理状态，所以，我才会将姿势的介绍放在第一位，而且很乐意在公开场合示范正确的盘腿坐姿。这一姿势不仅能加深静坐的心理效果，也能为身体健康带来一定的益处。

只要抓住要领，你也可以躺着静坐，事实上，对于无法坐直的朋友，我早就建议可以躺着进行。当然，在椅子上练习静坐也是可行的。

但是，重点仍在于找到一个安静的空间和时间，让你能安心地每天练习静坐。安顿好你自己的**神圣空间**，妄念纷飞的情况会好很多，心灵也更容易保持清明。

问：回到姿势，颈部和头部的姿势有多重要呢？

答：非常重要。从健康的角度来谈，我们这一代在桌前办公的时间太多了，上半身自然会习惯往前倾，使得头部和颈部偏离了正常的位置。正因如此，我自己喜欢用静坐的坐姿来矫正这一前倾的惯性。

头颈部若摆对了位置，会让人觉得自己有略往后倾的感觉。如果这么说还不够清楚，你可以试试抵着墙壁，坐直身体，就会明白了。你也可以用镜子帮助自己修正姿势。接下来，略略收住下颚，闭眼或将目光收在前方约 45° 的地面上。以这个方法调整头和颈部的角度，能让身体回到最自然的位置，也会让你觉得更舒服。

问：背和腿呢？

答：最重要的是，在臀部下方放一个柔软的**坐垫**。大多数专业人士的身体通常比较僵硬，特别是男性，骨架也较大，应该留意坐垫的厚度要能够足以保护尾椎骨。至于腿，可以盘起来，单盘（一条腿平放在另一边的大腿上）或双盘（两边的小腿交叉，平放在对侧的大腿上）都可以（见图 1-3）。

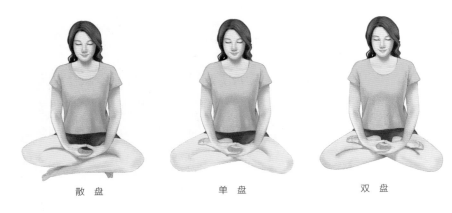

散　盘　　　　　　　　单　盘　　　　　　　　双　盘

图 1-3　静坐姿势

问：那么，手该怎么摆？

答：双手可以放在膝盖或大腿上，手掌向下，随意地放松，只要觉得自然就好。此外，也可以将两手的手掌朝上相叠，一如佛陀的禅定印（见图 1-4），让双手的拇指轻轻顶着，其他手指自然伸直，两手安放在大腿之间。

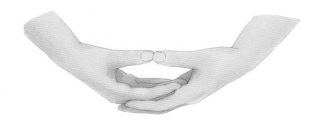

图 1-4　禅定印

问：你说的禅定印，哪只手放在上头？这很重要吗？

答：对初学者而言，哪只手在上头一点儿都不要紧，只要安定在你最舒适的姿势，就会发现有时双手会自己换边。然而，静坐再深入一点之后，

静坐 的科学、医学与心灵之旅

你会开始感受到微细的能量，也就是所谓的"气"在身体各处流动，包括双手，而手印的姿势能接通"气"的循环，让"气"的流动没有阻碍，更加顺畅。到了这个时候，你会很自然地找到最舒适的姿势，包括手的姿势。

问：该穿什么衣服静坐，有特别需要留意的吗？

答：尽可能穿着宽松舒适的衣服，静坐时身体会放松，毛孔也会张开，因此容易着凉。所以，衣着保暖是很重要的，通常建议搭一条大毛巾在腿上。同样的，在天气变冷时静坐，拿条毯子披在身上会比较合适，尤其注意背部不要着凉。

问：找到舒服的静坐姿势后，还有什么要注意的吗？

答：有一个简单的练习，能帮助你放松，集中心灵的注意力。你可以一一扫描全身，由头顶一路往下，直到脚趾。观想身体的每一部位，如眼睛、鼻子，只要轻轻将这一部分的身体"放下"，一路往下练习，直到脚趾也"放下"为止。你可能会想要继续练习，多做几次，让心灵进入止息的状态。

问：是否需要在特定的时间静坐？

答：初学者可以找一个方便的固定时段，随时练习静坐。换句话说，如果你觉得早晨的时间比较充裕，就在早上静坐。如果喜欢在睡前静坐，也是可以的。然而，就像手的位置一样，在深入静坐之后，你会发现一天中有某些时段，是与静坐所引发的身心变化更相应的。这是因为身体本身有微妙的昼夜节律，在一般情况下常因太细微而感觉不到。但是，在身心变得轻安之后，我们的觉察力也会更敏锐，不只是身体的节律变得明显，还会引发一些变化，因此必须微调静坐的方式，包括练习静坐的时段也可能会跟着变化。

问：静坐每次应该练习多久？多长时间练习一次？

答：只要有空就可以练习静坐，若每次能静坐二十分钟，会有很大的益处。若能坐上一个小时，进步会更快。这是因为在我们繁忙的生活步调下，心灵需要时间才能安定下来。

不要忘了，正确的坐姿本身就有疗愈的效果，光是让心灵在这一姿势下伸展开来，就能对身体健康有益。

答：你只需要继续坚持原本的静坐方法，无须因别人谈的境界而担心。让整个世界只留下静坐一事，这是唯一真正有意义的。一心一意地坚持下去，倘若又迷失了，只要提醒自己再次回到静坐。这很可能是你练习静坐时，所需要的最重要的一个提醒。

无论什么技巧都会有成果，但是，若任由自己屈服于执着和自我怀疑的天性，什么方法都不会管用的。

06
为何要强调呼吸的方法

问：你在研讨会和演讲中，总是提醒听众不要一直变换方法，而是要求每个人只专心练习一种静坐方法就好。你不觉得，对生性好奇的人，方法上多些变化是好的吗？

答：静坐是一趟自我发现的旅程，相信这句话你已经听我说了很多次。也就是说，静坐并不只是一个端坐不动的机械式过程，也不只是一项心理练习，而很可能是你这一生所能做的最严肃、最认真的努力。

一心一意地踏入静坐，你等于向全宇宙宣告了想要改变人生、渴望了解真相，除了人生与存在的真相以外，一概不取。虽然各种静坐技巧都能获得成果，但是如果把宝贵的时间浪费在尝试层出不穷的新方法上，反而只会原地踏步。这仅仅是因为，任何技巧都需要时间和不断地练习，才能臻至完美之境。一心一意地往目标前进，你自然会明白，所有的技巧本质上都是一样的。你不需要四处寻法，到头来，自会掌握每一种方法的诀窍的。

问：倘若如此，为什么你对呼吸的强调总是胜过其他方法？为什么把呼吸当作入门教学的首选？

　　　　　　　　　　　　　静坐 的科学、医学与心灵之旅

答：其实任何静坐技巧都是有效的。然而，我一再强调呼吸，是基于健康的考虑，因为呼吸技巧能够更快带来健康的效益。以呼吸法静坐时，呼吸的节奏会自然地慢下来，使身体进入更放松和平衡的状态。该原理和副交感神经系统有关。

此外，静坐的时间一长，身体会进入代谢速率较低的状态，呼吸也变得悠长，而触发一系列的放松反应，遍及全身。只要继续静坐，更熟悉这种放松的呼吸状态，身体一整天都能自然保持放松。悠长而缓慢的呼吸成了你的一部分，随时提醒你回到这个轻松的平衡状态。

从另一个角度看，呼吸是一个很有意思的现象，它是少数既可由意志控制，又可以不被意志控制的生理功能。换句话说，我们很容易就能控制呼吸，但即使不以意志控制，呼吸也不会停止。相较之下，心跳的控制就做不到这个地步。每分钟，我们呼吸约 8—16 次，这样的次数很适合作为观照的目标，因为现代人的注意力无法维持太久。

呼吸就像是随意和不随意控制之间的十字路口，是最适合练习意志制约的工具。前面介绍过瓶子瑜伽，这是一种凭意志进行的屏息练习，能放松身体，减缓新陈代谢的速度。瓶子瑜伽好比随意及不随意呼吸之间的桥梁，以意志控制呼吸的练习方式，让新的制约渗透到呼吸的各个方面，包括不随意呼吸。

有好几种瑜伽都是从呼吸下手的，共同之处都是透过呼吸制约，使此一全新的制约可以持续一整天，甚至渗入睡眠里。因此，我们可以用呼吸训练身体，延长这种透过制约而达成的放松状态。

当然，今天的静坐不需要谈这么多，这里的练习只要求我们把注意力集中在呼吸，此外无它。然而，搭配瓶子瑜伽或其他瑜伽的修炼，呼吸静坐不仅能有效地调控呼吸，更能调控全身的**动态平衡**或**均衡状态**。未来我们还有机会深入介绍，调控人体代谢速率对健康的影响。

横膈膜呼吸

艾伦·海姆斯博士（Dr. Alan Hymes）在《呼吸科学（*Science of Breath*）》中提到，不光是情绪起伏会引发呼吸韵律的变化，"呼吸模式的变化也可以改变情绪及生理状态"。因此，呼吸可以说是最容易切入副交感神经系统，解决身体和心理障碍的方法。唯有正确的呼吸，才能让心脏和肺脏有效率地交换气体，并对生理和情绪健康发挥正面的影响。

但是我们大多数人呼吸时只动用到胸部，而未用到横膈膜。

"胸式呼吸"时，只有胸壁的扩展和收缩，在所胀缩的肺部中间位置，气体交换的生理效率并不理想，因为肺的这一部分和血液的接触面积较少，无法促进氧分子进入人体。

研究也已指出，焦虑和这种频繁的浅快胸式呼吸有关。有一种常见的"奇异式胸部呼吸"则是在扩展胸部的同时，腹部却收缩了，这一来，透过呼吸带入身体氧气的能力就更弱了。这种呼吸往往是压力或受惊之下的产物，身体逐渐习惯这一呼吸模式之后，就不会再主动去调整了。

同时扩张、收缩胸腹的"横膈膜呼吸"（见图 1-5 和图 1-6），效率虽然最高，却需要有意识地主动调控。在肺的下半部有较好的血液循环，呼吸时透过胸腔下方的扩张，可以获得较佳的氧气交换。事实上，这种深层的呼吸模式是婴儿阶段最自然的呼吸模式，但随着年龄增长，我们的交感神经常处于兴奋状态，反而逐渐习惯了"奇异式胸部呼吸"。

我们整日活在典型的"打或逃"反应之下，需要有意识地重新学习横膈膜呼吸，以正确的呼吸技巧吸入更多的氧气，提升气体交换的效率，将自己带入更加放松而稳定的状态，以稳定而深入的呼吸引导情绪，让身心和谐一致。静坐能将脑波由 β 波减缓至 α 波，静坐更深入时，则会出现 θ 和 δ 波。

静坐 的科学、医学与心灵之旅

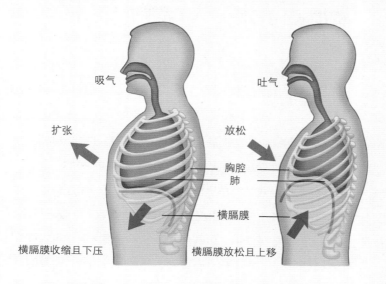

吸气　　　　　　　　　　　　吐气

扩张　　　　　　　　　　放松

胸腔
肺

横膈膜

横膈膜收缩且下压　　　　横膈膜放松且上移

图 1-5　横膈膜呼吸（一）

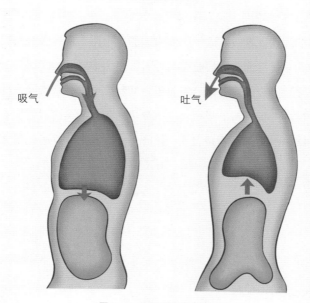

吸气　　　　　　　　　　吐气

图 1-6　横膈膜呼吸（二）

鼻孔交替呼吸法（शोधन प्रानायाम）

除了瓶子瑜伽之外，另一个能帮助静心的呼吸法是"鼻孔交替呼吸法"（见图 1-7），梵文为"*Nādi Shodhana Prānāyāma*（शोधन प्रानायाम）"。

练习时，以舒适的散盘坐着，将左手自然地放在左膝上，举起右手，放在面前，以右手拇指按住右鼻孔，气息由左鼻孔先呼出、再吸入。吸满气后，以无名指按住左鼻孔，同时放开拇指，以右鼻孔呼气。习惯之后，可以在吸饱气、以无名指按住左鼻孔时，先不松开右鼻孔，而是保持闭气，再默数几下。在闭气的难受感出现之前，松开右手拇指，让气息由右侧鼻孔呼出。

熟练了上述步骤后，可以用吸气、闭气、吐气各为 4:16:8 的比例来练习，若要增加时间，就按照这个比例来增加。再用右鼻孔吸饱气后，以大拇指压住右鼻孔，松开无名指让左鼻孔吐气，然后重复以上步骤。

这一呼吸法能立即对身体产生效果，抑制交感神经系统而活化副交感神经系统，让体内充满新鲜的氧气。这一呼吸法除了能缓解过度思考、帮助放松、平复情绪、改善睡眠质量之外，还能活化左右脑，并净化身体。

静坐 的科学、医学与心灵之旅

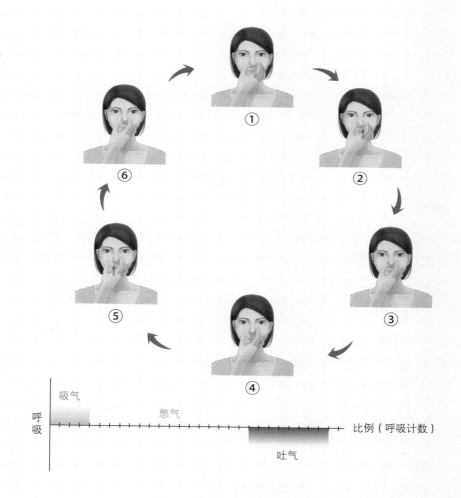

图 1- 7 鼻孔交替呼吸法

07

呼吸，不只是呼吸——静坐的基本要领

问：要是有人无法专注于呼吸，或无法观照呼吸的话，该怎么办？你会建议其他方法吗？

答：你刚才所说的话，或许是初学者最常用的借口，他们多半以为总会有方法更适合自己的禀赋和性格。一般来说，最有挑战性的方法到头来通常是最管用的。一个好老师会立刻认识到这一点。你的问题或许还有另一个含义，想知道有没有别的方法，不像呼吸静坐那样需要专注观照。这种想法当然是错的。有效的静坐必然是专注和观照两种练习的结合，双管齐下，终究会有突破的。

所以，我要再次提醒，所谓"平易近人"的方法，不见得是最适合的。初学者千万不要只因为某个特定的方法看来简单易行，就抓着它不放！

问：或许我该重问一次，除了专注于呼吸的静坐之外，是否有其他静坐方法，是同样可以发挥益处的？

答：所有静坐都运用感官，作为疏导注意力的门户，直到当你进入聚精会神或明晰观照的状态时，就可以将粗重的注意力引导成为极细微

的观照力。

为此，你可以运用一个、两个感官，甚或多种感官来疏导注意力。诀窍是让心灵在静坐过程中，一再进行相同的练习。以这个角度来理解静坐，你会发现，眼、耳、鼻、舌、身、意六种感官可以排列组合出诸多可能，任一个都可作为有效的静坐技巧。

问：一个好的老师是否要有识人之明，能看出学生的秉性和根器？

答：老师的角色远不止于此。首先，你必须了解，从存在的角度来看，我们每个人不过是过去种种影响和关联的多重组合。而所谓的"过去"，很可能远超越我们大多数人所认知的时空概念。我所说的其实就是"业力"，各位可能对这个词不以为然，觉得宗教味很浓厚，但"业力"一词对我而言完全是科学的，它不过是物理世界的一个基本原则。

回到你的问题，现代人有很多身心问题，都可能源自过去的经验，更具体地说，是源自过去的能量阻塞而形成的**心结**。打通这些心结，通常能带来身心的释放。这些心结如果从未松脱开来，一定会造成身心的束缚。可以这么说，静坐的目标是让人从过去的所有束缚中解脱。

一个好老师必须以温和而有趣的方式，细心地引导学生通过这些过去所埋设的雷区，别忘了，这些雷区很可能连学生本人都意识不到。过程大致是这样的：好老师会先让学生喜欢练习静坐，就像父母拿糖果作为孩子完成任务的奖励，接下来才会逐步让学生一点一点看出自己的局限和心结，却不至于产生不堪重负或窒息之感，如果不是由经验熟稔的老师细腻地留意学生的进展，很可能就这么把学生吓跑了。

某些静坐技巧更是需要注意这一点，因为这些技巧特别容易勾出内在的心结。其实，学生的静坐过程若有太多的负面经验，反而容易产生厌恶感。但是，老师的鼓励和真心支持是帮学生跨越障碍的一大助缘，无论所选择的修法一开始有多难，学生到头来总是获益匪浅的。

希望这些说明能让你对这些技巧有更好的认识。

问：真没想到，静坐能这么开启通往各式各样的人生功课的大门，真是太了不起了。我现在很清楚，静坐并非一般人以为的只是一种心理锻炼，而师生之间的真诚互动，能够作为推动学生进展的动力，也相当令人向往。但是，同时我也害怕，静坐既然是通往身心关键领域的心灵窗口，这样的心灵之旅对大多数人会不会太过沉重？有太多未知，太多要学的功课，不只是静静坐在那里而已！

答：没错，这也就是我们所要谈的。你现在应该能够体会到，为何我急于传播静坐的正确观念，正因如此，更有必要破除长年笼罩于静坐的诸多误解。少了对这些观念的正确理解，静坐不可能发挥作用，只会沦为没有方向、没有目标的照本宣科而已。讽刺的是，如果真懂了今天所提到的这些观念，根本不需要静坐，因为静坐不过是这一领悟的一种展现方式而已。这么说能明白吗？

问：你要说的是，清楚了解静坐的目的，体会静坐对身心整体的真正含义，比形式上的练习更为重要。

答：完全正确。正因如此，我才一再强调，静坐技巧的说明是随处可得的。但是，倘若不知为何静坐，对静坐背后的含义也懵懵懂懂的话，到头来可能只是徒然将宝贵的光阴虚掷于毫无进展的枯坐罢了。另一方面，若真能一点就通，也没必要拘泥于任何一种静坐技巧。毕竟，已悟之人无时无刻不在静坐心境之中。说了这么多，我还是建议初学者坐下来，直接练习静坐吧。让理论与实务携手并进，亲身体验静坐的种种善巧转变！

08

放下——没有方法的方法

问：你再三提醒我们贪多而不求专精的风险，既然你认为呼吸算是很有代表性的静坐法门，那么我们还需要认识其他古人流传下来的静坐方法吗？

答：我觉得有一个方法特别适合我们这个时代，简单来说就是没有方法的方法，也就是"只管打坐（shikantaza）"，现在就请大家闭上眼睛，尝试一下。

请闭起眼来，以舒服的姿势坐着，盘起双腿，将手轻轻放在膝盖上，也可以在两腿间结一个手印。若不盘腿，在椅子上舒服地坐着也行，两脚平放在地上。不然，躺在床上或地板上也行。

在心里一一扫描自己身体的各部位，从头顶开始，向下移动，直到脚趾为止。顺着你所观想的部位，到了眼睛就提醒自己"眼睛放下"，再往下到了鼻子，就提醒自己"鼻子放下"，以此类推，直到脚趾为止。你可能要重复这整个循环一至两次，才能消解你带进静坐的紧张。

接下来，眼睛仍然闭着，让意识回到你的内心，只看着念头的来来去去。你不需要有任何反应，不需要处理这些念头。只是温柔地注视着这些念头，知道它们存在，不需要去掌握念头，也不用转念，更不需要推开这些念头。轻轻提醒自己，你只是一具尸体，尸体早就没有什么好忙的了，当然没有什么好在意的，至少不会在意这些念头！

不需要跟自己解释静坐的方法，没有什么是重要的！宇宙对这具尸体毫无兴趣，尸体也不会把这宇宙放在心上！事实上，整个宇宙都引不起尸体的兴趣！就以这样的心态，持续这个"没有方法的方法"。若分了心或杂念涌现，就让它去吧，你知道的，尸体不会在乎这些。

只管打坐，那是你眼前唯一的一件事。整个宇宙都消失于打坐之内，只剩下打坐这件事。如果你是躺着的，也是以同样的心态应对，只管躺着。

许多感受会袭上心头，或许是喜悦、悲伤、呆滞、无聊、疼痛、刺痛等，无论什么情绪，只要单纯知道它们在那儿就好，不要试图攀附任何经验或觉受，只要把心思带回你正在练习的静坐。很快地，你会发现这些感受已经消失了，就像这些感受之前的念头一样，早已不知到哪里去了，而你根本没有做过什么。种种感受，和念头一样，自由地来来去去，根本与你做了或不做什么无关。

这没有方法的方法，就是流传已久的"只管打坐"无上法门。

问：若以这个方法静坐，需要主动压制念头吗？

答：不需要，你只需要轻轻松松地让念头自由地来来去去，任何想要化解或压制杂念的念头一出现，就偏离了这个法门的精髓。然而，倘若你发现自己已经偏离，只要轻轻松松地回来，继续前进就好。

如此修炼下去，你的观照力会越来越微细，意识到自己是怎样地追逐着一个又一个念头而不自知。随着观照力越修越敏锐，你会突然意识到，其实生活中没有一刻能彻底空掉这些念头。你的心灵越来越清明，到头来只是一个任由念头来来去去的通道，随着时间过去，就连通道也说不上了，连所谓的心灵都消失了。只要不屈服于分心的诱惑，你就会发现，接下来还有不少有趣的事在等着你。

问：这个方法完全不管呼吸吗？

答：没有一个方法是和其他方法完全无关，所有的静坐法门都有相通之处。当你只管打坐时，呼吸速率便会自然放慢，时候到了，你也会观照到呼吸的状态。察觉到呼吸时，同样把心带回你的练习，也就是"无论什么都无所谓"的身心状态，包括呼吸。

问：这个方法听起来很简单，为什么没那么常听说呢？练习时会有哪些困难？

答：准确来说，因为这个方法太简单，而使得修法之人常落入昏沉的陷阱，很容易打瞌睡。这个方法需要一颗清明的心，既不压制念头，也不昏沉，只是泰然自若地观照所有来来去去的念头和感受。

09
白骨观

问：到现在为止，你已经介绍过了几种不同的静坐技巧，你觉得还有其他方法是有代表性或有效的吗？

答：我以前对于注意力无法集中、身体气脉不通且缺乏活力的人，曾经推广过一个特别的方法，就是著名的"白骨观"（见图 1-8），这也是佛陀在经典中传授的法门，我们可以一起练习看看。请闭上双眼，仔细听着我的引导，一起进行。

闭上眼睛，将注意力集中在左脚大拇指上，观想这个脚趾，留意它的形状、轮廓、色泽、外形等细节。在心里全神贯注地慢慢观想这个拇趾，然后观想这个拇趾越来越靠近，仿佛脚趾就在你眼前一般。

接下来，观想剥开脚趾的表皮，你可以看到底下的组织，再一层一层地慢慢剥开，先是表皮下的真皮层，然后是肌肉、肌腱，最后到骨头。观想这个趾骨的颜色白得发亮，不仅如此，闪亮的趾骨周围还放射出一层光晕。

接着，再清楚观想这个趾骨的外形及其他种种特征之后，将观想停留在这个趾骨的形象上，全心全意地观想它、滋养它。

静坐 的科学、医学与心灵之旅

你的心思可能会开始散乱，或想要观想更多其他的骨头。无论如何，只要一知道自己有这种想法，就把心思带回左脚大拇指的趾骨上。继续将你的注意力灌注于此，直到这个脚趾成为唯一的焦点，就算周遭的世界即将毁灭或者消失了，你心里仍然只有眼前这个左脚大拇指。就这么继续下去，直到你完全融入心里这个脚趾，你已经成为脚趾，脚趾就是你。

也请记住，这种方法有很多变化，可以将观想扩及体内其他骨骼，或沿着左脚向上观想，直到颅骨为止，或同时观想左脚和右脚两边的大拇指。然而，从我自己的观察看来，我认为这只会导致不必要的分心。所以我总是教人只要全心全意关注在左脚大拇指上，将其他一切都视同杂念处理，各位只需不断地将注意力灌注到左脚的大拇指上，只管左脚大拇指。

练习久了，即使不静坐时，眼前也可能浮现不少有意思的画面，但这些画面出现时，只要不管它就好。举例来说，你可能开始习惯将眼前活生生的人观想成一副又一副的骨架。要知道，这不过是引你分心的现象，把它抛开，一笑置之。只把心神贯注在一个点上，那就是你左脚的大拇指。其他的观想画面都不过是偶然或不可靠的现象，只是随后发生的次要结果，它本身不具任何意义，也无须刻意追寻。

之所以要将注意力放在左脚大拇指上是有原因的，佛陀和其他古代大师都深知其中道理。左脚大拇指和较高层的大脑之间，有一种能量的连接，而专注于左脚大拇指能有助于放松，让学员不会一味地忙碌于推理等更高的大脑功能，光是如此，就是一种很大的释放。

事实上，深受无穷杂念的束缚或不停地在分析思考的人，所感受到的释放感会更为强烈，夜里睡不好的人也能从这个方法获益良多。将注意力放在下半身，也有降低血压的效果，这是过去几年来我所发现的好处。

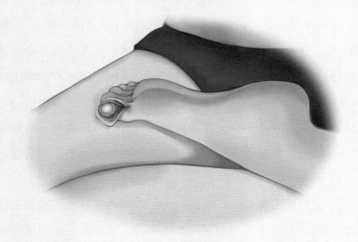

图 1-8　白骨观静坐法

　　静坐者观想左脚的大拇指，想象自己将
覆于其上的皮肉筋膜一层层慢慢剥除，直至
只剩骨头为止。请务必留意，静坐过程中，
只要专注于已剥除皮肉筋膜的大拇指，此外
一概不理。

问：在观想左脚大拇指时，需要将全副心神集中在上头吗？我会问这个问题，是因为我不擅长观想，尤其是人体的解剖构造，我根本不知道那该长什么样子。

答：你点出了一个重点，我发现这是静坐人士需要修正的观念，所有的观想，无论对象是呼吸、脚趾还是其他任何选定的对象，都应该尽量轻柔地进行，而不要勉强内心照着某个标准去刻意造作。这话听起来或许有些矛盾，观想时越是轻松而处之泰然，越容易观想出正确的形态，观想出的画面会更精确。这一矛盾，是你可以亲身去解答的。

反正，观想不是刻意用力地练习，它的基本原则就是将注意力轻轻地停留在观想的主题上，尽可能保持悠闲自在的心境。练习静坐时，请别忘了这个原则。

问：听起来，你对这个方法的好感，主要是为了前头提到的养生。

答：不只是养生保健而已，虽然某些人确实可以立即见效，过度用脑人士的效果尤其明显。只要练习得法，这是我所知道最有威力的静坐方法之一。

然而，练习白骨观确实需要一位好老师就近指导，因为这个方法威力无穷，能引发感官知觉很强烈的变化，不只是我们前头提到的把每具身体都看成一副白骨，就连现实生活的幻相也一览无遗。这是开启心眼、见证无常最有效的方法，让我们看到自己所生活的世界不过是一个大幻相，外表再怎么坚实，骨子里都是虚幻的。有些修炼静坐的人并没有准备好面对这一全新的领悟，这对心灵是很有杀伤力的。一位好老师会明白这些突然的变化是多么难受，而以调整静坐技巧或改用其他方法来减轻心灵所承受的冲击，并透过讨论和讲解加深静坐者的领悟。只要记住这些重点，即使是经验不足的初学者，也不容易迷失了。

10

持咒——运用神圣声音的静坐法门

问：我明白对于身心的转化和超越而言，声音是很有力量的媒介，能否请你解说一下，为什么声音如此重要并有效？

答：声音可以说是静坐最有力量的媒介，和其他类型的能量相较，声音更接近人体的频率，而能影响身体的每个细胞，当然也影响心灵。请留意，所有古老文化都以与大地相近且低频的鼓声来影响心灵，而许多仪式则运用声音，以诱发各种超越的感受并提升灵性。

声音的范围很广，它能从近似人体频率的最低音到非常高的频率，并且它的作用是连续的，可作为引导意识流动的通道，难怪能轻易地引发超越状态（见图1-9）。

问：能请你举一些例子，说明以声音静坐的原理吗？

答：各种声音都可用于静坐，包括毫无意义的单音和神圣声音。我比较想谈神圣声音，因为这种声音的效果是最有意义的。

神圣声音有两类，一是由开悟的圣贤唱诵的，我们也可称为"真言"或"咒语"，带着他想传递给世界的神圣信息，这一大善念的影响力多

静坐 的科学、医学与心灵之旅

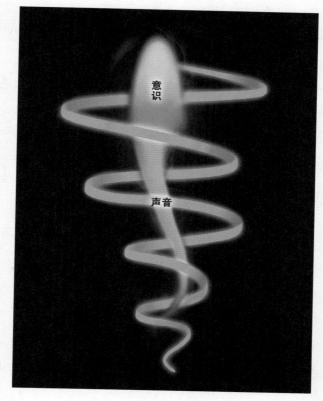

图 1-9　声音引导意识流动

　　声音就像一股有力的气旋，在向上旋起的过程中勾出并传达心识，是帮助灵性觉醒的强大导体。

半取决于圣哲本人所达到的境界。宇宙里任何一种形式的能量都不会凭空消失，即使转变为另一种能量形态，蕴藏其中的内涵和用心并不会化为乌有。每种声音都一样，这些神圣的声音亦然。也就是说，圣贤唱诵出神圣之声后，它原始的意义仍在宇宙间生生不息。所以，即使是现代人所唱诵的神圣之声，仍然不失其本来用意。

另一种神圣声音则出自自然，在众缘合和的情况下，与周遭的一切产生了完美的和谐，这统合为一体的一切所生的完美几何形式，也将产生完美的声音。因此，唤起这个神圣声音，自然会引发我们内在的和谐，引导我们回到一体。这类声音包括风的低吟、海浪的拍打、雨滴的声音、大地的振动，以及与大地和谐共振的完美"嗡"声。

问： 我注意到，古梵文常作为静坐的神圣声音之用。静坐时持诵梵音，此举是否有特别的理由？

答： 如果你能接受前面的解说，应该能理解，神圣声音越是悠久，对人类心灵的影响越是强大。这些神圣声音已经流传了许久。举例来说，梵文是地球上最古老的语言之一，起源甚至早于印度文明兴起之前。越是悠久的语言，与心灵越是相契，后来的语言则越来越复杂，远离了身心合一的源头。

同时，这些历史悠久的神圣声音，与自然界最完美的声音最接近，能让我们更贴近合一的境界，正是我们静坐的目标。以"嗡（ॐ）"声为例，既是圣哲所传下的神圣之声，也是地球本身最基本的声音振动（见图 1-10）。

问： 如何在静坐中运用声音？要唱诵出来，还是在心里默念就好？

答： 静坐时可以唱诵出声，也可以自己在心中默诵。但是，对于初

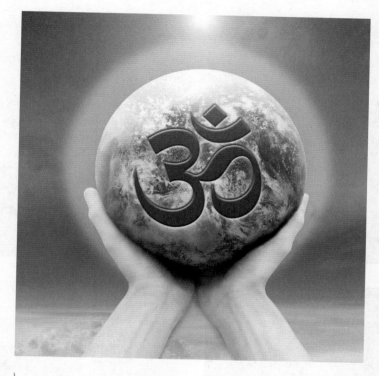

图 1-10　神圣的声音"嗡"

　　神圣的梵音"嗡（ॐ）"是真正原初的振动，据传是大地发出的共振之声。许多法门都将"嗡"视为意识的象征，万物均由这一简单却有力的振动化现而生。

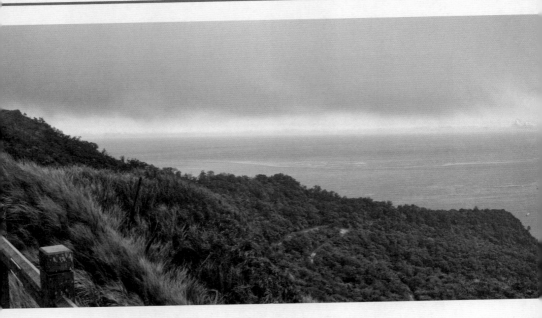

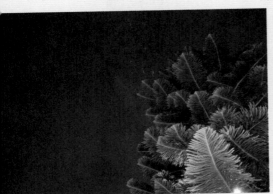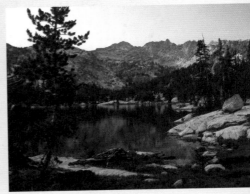

图 1-11 万籁俱寂

静坐 的科学、医学与心灵之旅

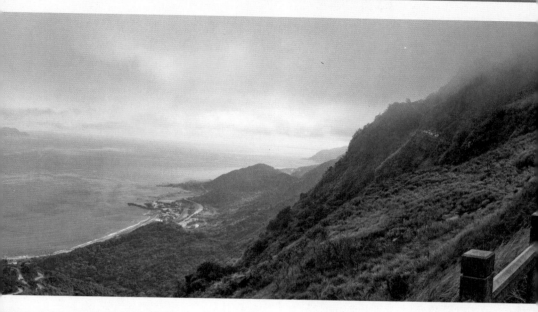

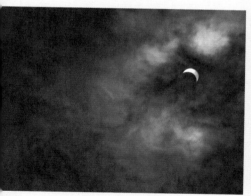 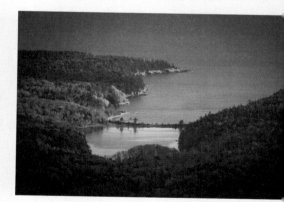

图 1-12　无声之声

　　大自然安于本来面目的完美和谐中，散发出宁静的无声之声（见图 1-11
和图 1-12）。

学者，我总是坚持唱诵出声，这一来，除了听觉，还用上了发声的感官，有助于收摄注意力。

我个人认为持咒——运用神圣声音的静坐法门，在这个时点是最适合我们的静坐法门。怎么说呢？其他的静坐方法都重视安静的观想，在观想不动中入"空"。

这种不动或空的境界会带来很大的意识转变，对于为生活不停忙碌的我们，所带来的不仅是正面影响，甚至会让人脱胎换骨。但相对地，过于突然的大转变也可能会化身为考验。

诵读持咒在张嘴诵读时就是"动"的过程，并在动中生"有"，站在"有"的境界看待一切，反而在意识的转变上是比较温和的，也让一般人比较容易适应。现代人已经习惯忙忙碌碌、一心多用的生活，因此，只运用单一感官的静坐，或许不像同步运用多重感官那么有效。所以，在运用声音静坐时，多半会同时结合观想或手印。手印的姿势本身犹如仪式，本身就带有神圣的意义，往往只在师徒之间相传，也能帮助我们掌握声音的意义。从我的经验来说，这样的结合威力相当强大！

问：可以请你现场示范吗？

答：好的，我们一起来，请闭上眼睛，我们这就开始练习。双手靠近胸前，在相当于心脏的高度，结一个莲花印。左右手小指相互靠拢，拇指也彼此靠近。观想着由手中生出光来，就像一颗耀眼的光球，将心神贯注在这颗光球上，我们一起念诵：

唵嘛呢叭咪吽

唵嘛呢叭咪吽

唵嘛呢叭咪吽

唵嘛呢叭咪吽

唵嘛呢叭咪吽

唵嘛呢叭咪吽

......

　　我们继续念诵"唵嘛呢叭咪吽（*ॐ मणिपद्मे हूं*）"，同时观想手中不断流泻出耀眼的光芒，感受来自手中的温暖与慈悲，那是你给全世界的礼物。记得，轻轻地将注意力带回手中，带回你的持咒练习里。

　　在练习结束时，举起你手中的莲花（见图 1-13），然后慢慢地放开，犹如展开手中的光球，让光明拥抱全世界，以及众生。

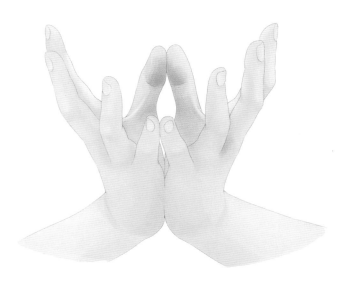

图 1-13　莲花印

基础静坐与技巧

11

感恩静坐

问：持咒静坐听起来很有威力，似乎也带来了无限的可能。我记得你之前的演讲曾介绍过感恩静坐，这也算是持咒静坐的一种吗？

答：感恩静坐可以说是一种结合了持咒、聆听和思维修的静坐，只是简单地重复"谢谢"，同时观照内心所涌出的感恩之情。在开始静坐之前先观想，醒来和睡前都可以进行。

早晨，你睁开双眼，身体仍旧躺着，从头顶开始，观想身体的每个部位，一一观想，对每个观想到的部位说声"谢谢"，停留在感激的心情里久一点，感激身体这一部位多年来的辛勤服务，你希望能表扬这一部位，包括其中的每个细胞。在心里以意识扫描全身，直到脚趾为止，对每一个部位重复相同的感恩仪式。

这个一一感恩的过程，可以重复一至两次。完成这个练习之后，开始观想周遭的人，从亲人开始，接下来是同事，然后观想更大的人际圈子，直到包括全世界为止。对出现在观想中的每个人物说"谢谢"，重复相同的感恩仪式。

一整天，无论什么时候，遇见了谁，最好培养出能随时让"谢谢"

一词情不自禁地脱口而出，或在心中默默感激的心境，让感恩之情填满我们的心。一整天下来，不断重复这一练习，于是每一刻都在无止息的感恩静坐中，夜以继日，毫无中断，唯有感恩。就让自己沉浸在感恩的情怀里，无论日子过得是否顺心，或只是平淡无奇都不要紧，最重要的就是保有感恩之心。每天晚上在感恩里入睡，每天早晨在感恩中醒来。

就我目前所了解的，这可能是最有威力的身心转化技巧，各位不妨一试。

问：你刚刚的说法，解开了我内心长期的疑惑。我总是想，是不是只能死板板地练习静坐？还是可以将静坐的精神融入日常生活，无论行住坐卧皆然。

答：我刚刚说的感恩静坐，本身即可融入生活。"谢谢"和随之而生的感恩之情，在现实生活中可以说是最深的一种祝福。将感恩之心带进最凡俗的一切，能让你的静坐更深入，它本身就是再生活不过的静坐练习。其实，将静坐融入生活并不复杂，连仪式都是多余的。

这是怎么办到的？

你静坐深入之后，心灵会自然地开启，让你无时无刻不在观照之中，无须费力，观照的清明会自然而然地渗透到日常生活里。但是，千万别刻意模仿，那不过是领悟或心灵开启的必然结果。

问：这样的修持，和你之前提过的持咒静坐，是如何对身体产生影响的？

答：我前面提过，声波和人体的频率十分接近，所产生的振动因而能遍及全身。事实上，就连"念头"也被证实了有影响物质的能力，许多实验发现，无论正面或负面的念头都能影响水的结构。水在接近冰点的低温下会形成细微的晶体，而晶体的形状很容易因思想和声波的影响而变化。日本的江本胜博士最先进行这些实验，我们也在自己的实验室里得到了相同的结果。

正面而有爱心的念头（如祈祷）以及鼓舞人心的韵律（如古典音乐），能让冰晶形成各种美不胜收的六角形结晶，形状和明暗都很赏心悦目；相反地，在负面和谴责的念头及混杂的不协调音乐下，水所生成的半结晶甚至形态不明的结构，更说不上有任何美感。

我和其他科学家整理了由氧17（^{17}O）核磁共振仪（见图1-14）所测得的水分子结构重组数据，结果指出，有爱心的善念能够"祝福"水，让水分子聚合的形态更微小，不是普通的大分子团，而是更精细的小分子团。同样的，来自长寿区域之天然水泉的洁净而未受污染的水，分子团也是小的，这种小分子团的水在低温下更容易形成完美的六角形晶体结构（见图1-15）。

请想象一下，人体大部分由水组成，事实上，我们的身体含有约60%的水。这下就很清楚了，能对水产生正面影响的声音和念头，当然也会影响人体。也请记住，人体内的水约有80%都存在于细胞和淋巴系统之内，只有一小部分在血管里，但我们现在只能通过采血来观察。

人体内那么多与健康息息相关的水分，成了无法采样的"无声之水"。我期待有那么一天，科技能发展到可以采集淋巴系统和细胞内的水，证实这些恢复身心健康的秘诀之所以能影响细胞健康，原理正是在于念头及声音对物质和水结构的影响。

问：感恩静坐还有什么实际的效果吗？

答：常保快乐与满足的人，会活得圆满而有生命力，自然而然地为他人带来光明与希望。这样的人通常也较为长寿，而且更健康。已有许多研究证实，快乐的人活得较久，一生更为充实。

千万不要小看"谢谢"两个字，假如从早到晚都练习这单纯的两个字，将会为生命带来彻底的改变。我们看待世界的观点会因而有所不同，行为举止上也会有正面的转变。

水的 ^{17}O 核磁共振光谱

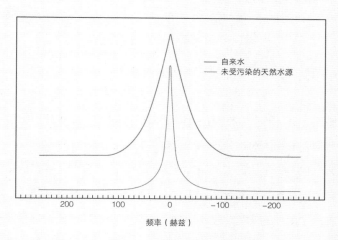

图 1-14　水的 ^{17}O 核磁共振光谱

以核磁共振（NMR）分析普通自来水的 ^{17}O 波峰的半高宽值（指曲线上落在波峰高度一半之两点的距离），约在 110 赫兹左右，而长寿村的天然泉水或湖水的半高宽则在 60 —70 赫兹左右。这显示了两种水质的显著不同。与自来水或其他已受污染的水源相较，未受污染的自然水源在低温时比较容易形成完美的六角晶形结构。

资料来源：长庚生物科技股份有限公司

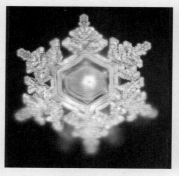 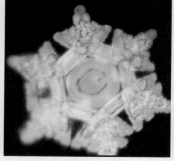 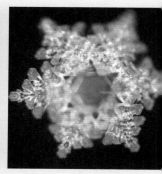

日本富士川　　　　　　　　　　南极冰　　　　　　　　　　意大利雷吉纳

图 1-15　天然纯水的美丽六角形结晶

　　江本胜博士在 1994 年发现，可以借由观察冷冻水样品在显微镜下的晶体形象，一窥外部环境对水分子结构造成的影响。

　　取自远方且不受干扰区域的天然河流与湖泊的水会产生完美的六角形晶体结构，与取自繁华都市邻近的自来水或已受污染的水截然不同。

　　他还进行了后续的实验，发现语言、念头、心意和音乐对水分子结构同样也有影响。正向且富含善意的语言和用心、祈祷，以及和谐的古典音乐和民谣，都能使水生成美丽的晶体；而负面的语言、情绪，以及有破坏性的音乐，则使水生成不美丽、无特定形状的结构（见图 1-16 ～图 1-18）。

　　　　　　　　　　　　　　　　静坐 的科学、医学与心灵之旅

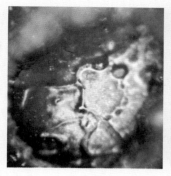

佛赞处理前之日本藤原水库的水　　佛赞处理后之日本藤原水库的水

图 1-16　祈祷的转化效果

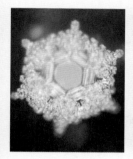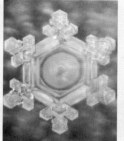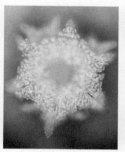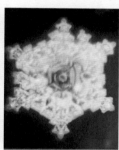

文字：爱与感恩　　　　文字：谢谢　　　　　文字：和平　　　　古典音乐：贝多芬

图 1-17　正向能量的效果

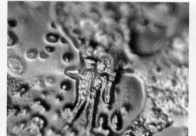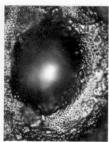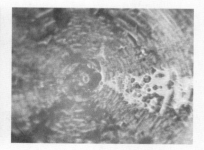

文字：你好恶心　　　　　文字：邪恶　　　　　　　重金属音乐

图 1-18　负面处理后产生的不定型水结晶

持续的正向思考能增加正向情绪

越来越多的研究发现，积极的情绪为身体和心灵带来各式各样的好处。肯农·薛尔顿博士（Dr. Kennon Sheldon）和桑尼雅·吕波默斯基博士（Dr. Sonja Lyubomirsky）进行了一项实验，探究受试者是否必须长期刻意的努力，才能引发积极正向的情绪。

在实验过程中，对照组以中立的方式详细描述自己的生活，不带正向也不带负向的眼光；实验组的成员则以两种方法——"感恩"及"想象并活出自己最好的一面"，来引发快乐等积极的情绪。

在为期四周的实验中，共有 67 名心理系大学部学生参与实验，并以"正负向情绪量表"（见图 1-19）评估，这一量表包含 20 个标准，10 个评估快乐或兴奋等正向感受，另外 10 个测量不满足或沮丧等负向感受。受试学生在采取这三种不同方法之前的"干预前"阶段接受评估，并在采用这三种方法后的"干预后"阶段再次接受评估。与对照组的学生相较，实验组的学生在干预前反而有较高的负面感受。

因为受试者是随机分配到各组的，目前尚未厘清这种差异的来源。然而，随着时间的进展，练习"感恩"及"想象并活出自己最好的一面"的学生，在积极感受的得分显著较高，得分从 3.63 提高到 3.78，而对照组似乎有下降的趋势，分数从 3.72 降至 3.60。研究结果表明，持续而有意识地引发积极思考，是提高快乐等正向情绪所必需的。

静坐 的科学、医学与心灵之旅

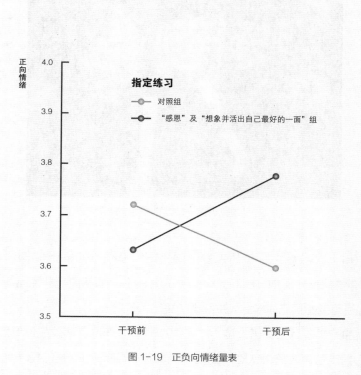

图 1-19　正负向情绪量表

经Taylor & Francis同意，图1-19改绘自Sheldon, K.M. and S. Lyubomirsky. 2006. How to increase and sustain positive emotion: the effects of expressing gratitude and visualizing best possible selves. *The Journal of Positive Psychology* 1(2): 73-82.

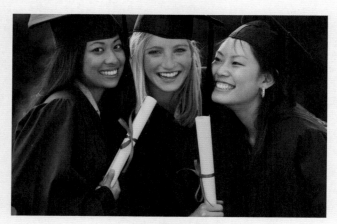

图 1-20　正向表情，预测了日后较平顺的生活

　　加州大学柏克来分校的瑞安·哈克博士（Dr. LeeAnne Harker）和达契尔·克特纳博士（Dr. Dacher Keltner）进行了一项研究，探究年轻时的表情是否可能是预测成年后人生结果的决定因子之一。

　　以加州某所私立女子大学 141 名 1958 年和 1960 年毕业生的纪念册照片作为判定当事人情绪状态的依据，并设定在当事人 27 岁、43 岁、52 岁时询问每个人的婚姻状况和生活概况，以评估这些因素是否与她们留在毕业纪念册上的脸部表情有关。

　　在毕业时，留下正向表情照片的学生，通常在 27 岁前结婚，在 52 岁时仍拥有良好而令人满意的亲密关系。研究人员也发现这些女性的人生比较平顺（见图 1-20）。因此，研究结果表明，人所流露出来的情绪对于心态、性格倾向、最终所选择的人生道路是有显著相关的；也证实了比较快乐、正向的女性，会更专注、事业顺利、有条理，并且稳定而乐观。

生活结果	正向表情相关度
婚姻状态	
27 岁前结婚	0.19
至中年仍单身	−0.20
婚姻稳定度	
离婚过	0.15
婚姻满意度	
43 岁	0.00
52 岁	0.20
夫妻关系紧张程度	
27 岁	−0.15
52 岁	−0.20
个人生活平顺调查（加州心理量表）	
21 岁	0.20
27 岁	0.25
43 岁	0.18
52 岁	0.27

图 1-21　生活结果与正向表情相关度对照表

图1-21原以英文载于Harker, L. and D. Keltner. 2001. Expressions of positive emotion in women's college yearbook pictures and their relationship to personality and life outcomes across adulthood. *Journal of Personality and Social Psychology* 80(1): 112 - 124. Copyright © 2001 by the American Psychological Association，经出版者与作者同意翻译与重制，The American Psychological Association不为本翻译负责，使用APA信息不等同于获得APA之认可。

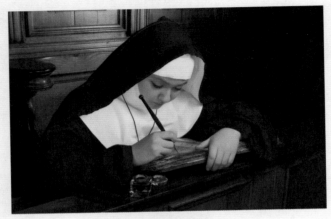
图 1-22　快乐的人较长寿

　　越来越多的研究指出，人生观和身心的幸福感之间呈现正相关的关系。

　　著名的修女研究，研究人员分析了 180 位修女在 22 岁时写的自传，从里头表达了积极或消极情感的文字，评估年轻时的情绪状态与活得长寿是否有关。他们搜集了修女的存活率和寿命，并依自传中正向文句出现的次数分成四组。第一组修女的自传内容最不正向，平均寿命为 86.6 岁；第二、三组的平均寿命各为 86.8 岁和 90 岁。随着自传内容的正向信息上升，第四组的平均寿命为 93.5 岁。从这项研究的结果看来，最快乐的修女的平均寿命比最不快乐的修女整整多了 6.9 年。　　。

　　这些研究结果后来又进一步引申出这样的论点：拥有积极人生观的人，不仅活得更长久，也更健康，并不受疾病所苦。这一研究和其他最新的结果指出：基本情绪能显著影响、塑造身体运作或响应外界刺激的方式；长期下来对人体能够妥善运作多长或多久，确实是有影响的。因此，快乐很可能就是决定了一个人是否长寿的关键因素（见图 1-22）。

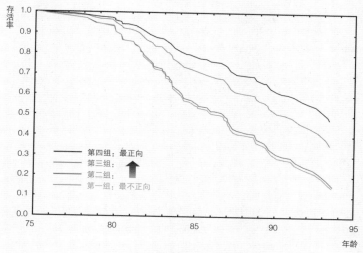

图 1-23 修女存活率与寿命相关图

图1-23原以英文载于Danner D. D. *et al*. 2001. Positive emotions in early life and longevity: findings from the nun study. *Journal of Personality and Social Psychology* 80(5):804－813. Copyright © 2001 by the American Psychological Association，经出版者与作者同意翻译与重制，The American Psychological Association不为本翻译负责，使用APA信息不等同于获得APA之认可。

贰

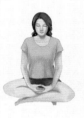

静坐的共通要领

12

静坐想达到什么目的

问：你在介绍不同静坐技巧时，能为我们指出共通之处，这一点很棒。知道了这些技巧后，我想问的是，实际上，我们可以达成什么？

答：理解静坐的真谛，其重要性远甚于单纯地掌握技巧本身。多年来，我发现大众普遍缺乏这一认识，而世界各地所流传下来的悠久静坐传统，始终不离这一关键——在练习的一开始，就试着将心灵的注意力聚焦到一个点上，这个焦点会越来越细微，到了一个层次之后，可以说是就像黑洞一般形成了所谓的**"奇点"**，或称为**"特异点"**。

（作者注："奇点"一词是指人的注意力被贯通到一个非常微细的点上，最后就连这聚于一点的意识也终将融于虚无。）

至此，修持者内心所意识到的世界轰然坍陷，从这个奇点重新扩展开来，新的境地以全然陌生的模式就此展开，这就是所谓的**超觉境界**，或者梵文所说的**"三摩地（समाधि）"**。

任何人只要亲身体验一次三摩地的超觉境界，身心都将会有彻底的转变。这一体验粉碎了我们所熟知的世界，摧毁了相传至今的每个典范和价值观。倘若这种转变的体悟能够持续不断乃至安住于心，生命即将

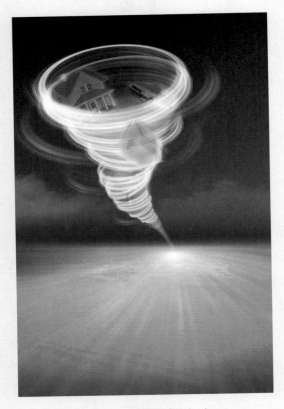

图 2-1　感官信息的变化（一）

　　注意力于奇点塌陷，像旋涡一般进入"黑洞"，再由另一端超越而出（见图 2-1）。静坐者由这一点扩展开来，眼前所见的一切和个人的体悟必会彻底改观，能以全然不同的眼光看待世界，不再受限于原本视角狭窄、愚弄感官之滤波器所限。

"由意料外的结果所设计" Aaron Coleman绘

静坐 的科学、医学与心灵之旅

获得重生！

这就是静坐！倘若你完全理解了我所说的，就再也不会想问任何静坐的问题了。那时，你早已处在静心的状态内。

问：哇！我觉得自己好像直觉地听懂了什么，但又不太能够掌握你话中确切的含义，可以请你再多说一些吗？

答：静坐的核心，就是明白这世界远比肉眼所见还要丰富得多，全世界所有古老的法门所传授的不外乎这一点。这样的存在不只是可能而已，而是必然的。只有全然无知的人才会认为光是眼睛、鼻子、耳朵、嘴巴、皮肤和头脑，就足以完全捕捉人类的经验。

从逻辑上来说，无法被感官所捕捉或定义的世界确实是存在的，因为我们所知的世界其实是分崩离析的，已被感官拆解为各种感官信息。我们相信这些电子信号是真实的，并由此拼装出我们眼中的世界，这么一来，哪里还有余地否认"这世界不过就是我们眼中的模样"。

这么说清楚吗？

问：可以的，你所说的完全合乎逻辑，但我也发现自己是多么容易忘却这个道理，继续误将这世界认定为肉眼所见的模样。

答：对，你说得很实在。我们困在自己之内，而大多数人，我敢说是每个人，一生都囚禁于自身的局限之内，就像从未试着破茧而出的蝴蝶。这么一来，对于外面这个充满各种可能以及变化万千的世界，又能从何而知？

问：那么，就算能接受一个不同的世界观，这又与静坐何干？

答：静坐是一趟自我发现的旅程，但这里所谈的"自我"并不同于大多数人认定的"自我"，而是我们内在有待发掘并实现的真我。从这

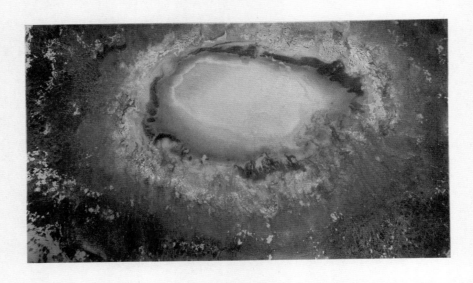

图 2-2　感官信息的变化（二）

越来越微细的注意力凝聚于时空中的一点，原本所知所见的现实轰然塌陷，落入黑洞，至此，心识再也不受寻常幻相投射的滤镜所惑，得以重新扩展（见图 2-2）。即使身陷凡尘，也阻挡不了自性的奥妙光明。

"由意料外的结果所设计" Aaron Coleman 绘

静坐 的科学、医学与心灵之旅

个角度来看，静坐可以说是引领我们亲见世界本来面目的指引，让我们得以不受任何滤波器的干扰。

问：我这下可被你弄糊涂了，静坐怎么能让我们正确地看见世界？你所说的"滤波器"又是什么意思？

答：我们必须透过感官，才能感知到世界的存在，从这个角度来说，透过感官过滤而得的信息，就是我们建构这个世界的素材。没有这些感官，我们所知的世界亦不复存在。事实上，少了任何一个感官，我们所能得知的世界，必然远远不同于原本所知的世界。

所有静坐方法，都运用至少一种感官以疏导我们的注意力。静坐时的感官就像意识的门户，开启了这一道门，我们得以进入一个自由、没有任何限制、没有执着的世界。至此，我们才算真正看见了这个世界，而不被感官所扰。

说到这儿，还清楚吗？

问：等等，你的意思是说，在开始练习静坐前就该对世界有这样的理解？或许，其实我们应该在静坐中自行发掘这一领悟？

答：说得很棒！完全抓住了重点。这就像一枚铜板的两面，或者，该说是鸡先生蛋？还是蛋先生鸡？我很欣慰你能想到这一点。

到最后，你会终于明白这个世界不过是颠倒妄想，全是心灵建构出的海市蜃楼。静坐成了一种练习或提醒，让我们得以想起那再明显不过的事实。即使还没有达到这一领悟，静坐也能把人带到"悬崖"边缘去面对静坐所揭露出的人生真相，然后，放手一搏，跃入全新的世界。

领悟和静坐两者齐头并进，只要理解这一点，你就会明白，静坐本身是活的，完全超乎它所被传授的传统形象。

13
静坐的基本要领

问：你的演讲相当发人深省，我从没听过其他人以这种方式谈静坐。你的答复和看法相当玄奥，我得要消化好几天，才敢说自己真正体会到了其中深意。你曾说到世界只是颠倒妄想，我们不可能不受自己的感官所限，而静坐是一种帮助我们从这种束缚解放出来的工具。然而，我还是不明白静坐何以能达到这一点，能请你说得更仔细一些吗？

答：我想想能不能讲得再清楚一些，我们一开始不免把静坐当作一种技巧或方法来谈，但再怎么谈，也始终不离"静坐究竟是什么？究竟有什么用呢？"这些最关键的问题。我会由此出发，试着扩展各位对静坐的思考视野。

我们前面提到，通过感官所得的信息是我们定义这个世界的素材，也提到感官所控制的意识流动，可作为进入超觉意识的门户。这一点，还可以说得更清楚一些。

请留意，全世界所有的静坐技巧不外乎是运用至少一个感官，一再重复某件事。例如，以呼吸为主的静坐。基本上，这个静坐会用到一定程度的观想，要不观想肉眼所见，要不透过内在的心眼观照。这个技巧，必须再三地观想或观照呼吸的循环，一呼、一吸，再接着一呼、一吸，这就是静坐时所要注意的一切。

这样的练习，使我们的注意力完全专注于单纯的一呼一吸之上，消除所有纷飞的妄念，全部的注意力只导向来自一种感官信息，也就是"一呼、一吸"。我们所能注意的范围一再限缩，能意识得到的世界越来越小，最终全浓缩在一个点上，也就是"一呼、一吸"。

原则上，我们可以结合其他感官帮助心灵聚焦，如增加数息的次数，但我想你现在应该已经有大致的概念了。任何一种静坐练习，都可以运用两个以上的感官，重点在于如何将注意力凝聚到更细微的点上，到最后导向意识的奇点。

问：那么，不管哪一种静坐技巧，全是一再地运用一种以上的感官吗？练习久了，不会无聊吗？

答：一再地集中于一或多个感官，确实是静坐练习的关键。少了规律的调心锻炼，就称不上静坐了。

至于你说到怕无聊的问题，有意思的是，事实恰恰相反。当我们聚焦的注意力越来越微细，到了不能更微细的地步时，会有一个全新的世界在你眼前展开：有些人会感到心灵全然的放松，有些人则是感受到喜乐与光明，那可以说是"朝闻道，夕死可矣"了。

所谓全然的放松，那是一个没有忧虑挂心、无须盘算筹谋的世界。我所说的喜乐是指无条件的爱，而光明则是指一种闪耀于整个世界的光芒，包括身心之内与外。

问：可是，要是我还没有达到这种领悟或境界，光是一再重复练习，就无聊得不得了，我可以做些调整吗？

答：现在说这个还嫌太早。我眼下所要强调的是，凡事都需要投入才能有所斩获。你必须调心，投入练习静坐，训练心灵安住于当下这一刻，而不在意任何结果。当然，确实有所谓"比较适合"的静坐方法，然而，针对初学者的秉性适时调整方法，则要看老师的功力。

问：回到我们前头谈的，你认为依照所运用的感官来区分静坐是可行的吗？

答：一点都没错，所有的静坐技巧都会用上某个感官，多半是要某个感官去觉知某个对象。注意力的焦点可以是觉知本身，也可以是所要觉知的对象。通常，注意力的焦点不会那么明确，因为人最大的感官，也就是头脑，是习于运用来自多种感官的综合信息。

也就是说，静坐练习的观照本身往往就是多种感官交互作用的组合，几乎区分不出究竟用的是哪一个感官。举例来说，光是很简单的数息静坐也已结合了不同的心理功能，包括观想和观照。这样的组合提升了静坐练习的复杂度，别忘了，运用意识，无论是哪种形态的意识，来作为引导注意力聚焦于一的管道，正是所有静坐技巧的共通要领。

问：就连内观或"只管打坐"，也是要将注意力聚焦于一点吗？

答：同样的，现在谈这个，对你而言真的嫌早了些。我们晚一点会介绍奢摩他（止息）和毗钵舍那（内观冥想）。

"只管打坐"也就是所谓的"坐禅"，事实上是一个没有方法的方法，只要你坐着，只是坐着，没有其他意图，就连聚焦注意力于一点的意思也没有。至于毗钵舍那（内观冥想），可以说是将注意力聚焦到一个"全然放下"的点上。练习内观的人只要觉知眼前的实境，放下所有和觉知相关的心理运作。

14

注意力聚焦于一点

问：你说静坐练习能将注意力聚焦于一点，这背后的原理是什么？

答：要答复这个问题，不能不谈一点神经生理学。重复的心理练习，最后必然会产生一个所谓的"神经回路"：某个神经传导路径成为主导的路线，而断绝了其他的可能，"习惯养成"其实就是这么一回事。我们重复某个动作而培养出习惯的模式，回头加强了触发控制这些模式的神经传导路径，而让我们更惯于采用同一个习惯模式。

从这个角度来说，静坐其实没什么不同，纯粹是重复一个人为设计的传导路径，无论数息、持咒还是观想，重点都在于培植一个新的神经传导路径，使其影响力胜过其他的路线，仅仅如此，就能带来一些立即可见的效果。

首先，所有注意力都被引到这个传导路径上，心灵不再妄念纷飞。再加上处理单一路线的信息，会比同时处理多重信息来得轻松许多，这也有安顿心灵的效果。这种平静与放松的感受，是深入观照而得以一尝"禅定"法味不可或缺的前提。

"神经回路"的概念

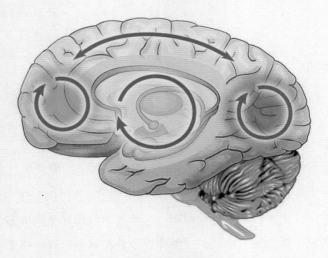

图 2-3　神经回路

　　脑部不同部位的持续运作，例如一再重复特定的动作或念头，就能产生固定的"神经回路"（见图 2-3）。某一模式经再三重复而巩固，使得所对应的神经回路强于其他神经路径，这就是我们熟知的"习惯养成"。

　　　　　　　　　　　　　　　　静坐 的科学、医学与心灵之旅

问：但是，为什么这么练习静坐，就能将注意力聚焦于一点？

答：问得好！重复运用同一条神经传导路径，到了熟极而流的地步时，只需要一点点能量或注意力就能引发这一传导路径。

透过静坐，不断练习，头脑便越来越熟悉这个传导路径，甚至到了能忘却这一路径本身的境地，一旦静坐者的注意力焦点微细到逼近一心无念的状态，也就是聚焦于一的"奇点"，至此，观照的心理运作全限缩在这个空灵之点上。

只要锲而不舍地练习，心灵自会开展，超越过去所知的一切。这是之后要讨论的主题。

问：我总觉得我的理解和你刚刚解释的，还是隔了一层。我已经听你提了好几次"奇点"，为了能够更完整地了解，可以再多说一点吗？这个词的意思究竟是什么？

答："奇点"是一种特异的物理现象，在黑洞里，所有的物质会全部崩解成无限小，小到就连空间和时间也随之消逝。一旦进入奇点，所有的物理定律全不适用了。我借用了"奇点"一词来比喻心灵的注意力变得十分敏锐，到了所有意识在静坐中崩解，什么都不存在的地步。

从另一个角度来说，我们可以把意识视为一个螺旋场。事实上，意识本身就是一个高速自转的螺旋场，这是多数人不知道的。因观照而进入的奇点，则可以解释成是意识场崩解后，涡流汇聚到单一个点上，不待多久，就连所汇聚的这个点也不复存在。

意识必须穿越这一个奇点，才能开展至如超觉境界之彼岸。

15
止观之别

问：太奇妙了，你竟然能把静坐谈得如此平易近人。世上有这么多静坐技巧，它们之间有共通点吗？

答：我们所知的各种静坐方法，基本上都可分为"止"和"观"两大类。"止"的意思是，将头脑的注意力停驻在一个点上，随着静坐越来越深入，就连注意力所停驻的这一点也失去了时空的意义，而我们平常就是用时间和空间的观念来定义心理运作的。当注意力微细到了**特异点**或**奇点**的临界状态，便超越了我们十分熟悉却全受感官局限而只有一个向度的现实框架。这将会产生禅定的状态，一旦定力累积得够深，就进入了浑然忘我的禅定，也就是梵文所称的"三摩地［*samādhi*（समाधि）］"。

以前很多老师将"止"解释成"所有心理运作都停止的状态"，这一说法在经典里流传了几千年，让无数的静坐者误以为禅定就等于"无心"或"静止"。事实上，头脑在世俗的正常运作虽然停止了，却往另一个方向开启并进入了全新的世界，而那个世界的运作完全不依循人们所知的时空法则。所以，从这一点来说，"止"并不是停止了什么，甚至不是停止念头，可以说是一个由牛顿物理学主宰的世界一跃而入量子世界

静坐 的科学、医学与心灵之旅

的量子通道，这个新世界具有无限的可能性和创造性。总而言之，这就是"**奢摩他**［*śamātha*（शमथ）］"的修法，也就是心住于一的法门。

第二类则是所谓的正念静坐或"**内观**［*vipassanā*（विपश्यना）］"。心灵不担任主动的角色，而只是扮演被动的观察者；看见一切，却不停驻于任何一物，只是观照着眼前这出戏的主角、配角、道具和场景变换。请记住，静坐者只是一个不偏不倚的旁观者，根本不是眼前这幕戏的演员，他的观察没有偏好，也不在意结局。正念静坐的观照也能进入一种浑然一体的三摩地，即入定状态，和修"止"或"奢摩他"的定境并无不同。因观照而生的定境，一般称之为"**禅定**［*dhyāna*（ध्यान）］"，但禅定不是聚焦于一而入定，而是因大平等心而生定，无论大事小事，在那样的心境中都是等量齐观的，全是来来去去的妄想杂念。在禅定中，所有人类可能经验的愉悦、痛苦、快乐、悲伤等感受，都会被如实地看待，它们是什么就是什么，本身并没有任何意义。

问：这两个方法可以分开来修吗？

答：没有任何一种静坐方法可以明确地归类为纯粹的"止"或"观"，在很多层面上是很难厘清的，方法上的差异往往只是止观的组成比例不同而已。

举例来说，就连最简单的数息，实际上也是止和观的结合。你在观照呼吸的同时，也要有数息的定力，虽然数息可以说是"止"重于"观"的特别法，但还是少不了观照的成分。

观息则恰好相反，所强调的是正念观照，并自然地将心灵融入呼吸而心住于一。

也就是说，这两种方法就如同是一枚铜板的两面，非但相辅相成，到头来也必然融为一体，密不可分。其实，许多流传已久的静坐法门，

止、观之别

止：身心的定与静	观：清明的洞察与觉悟
静心而安住于一处	培养对万法无常的觉性
强调安住三摩地（*samādhi*）—专注：心住于一 ・此一定境，不失敏觉	强调观照般若（*prajña*）—智慧：如实观照的慧力 ・破除错觉、无明妄想与心障
要素 ・戒律（*Śila*）：正知见、道德规范	要素 ・持念（*Smrti*）：不批判而无分别的观照 ・正智（*Samprajaña*）：清明的理解与判断

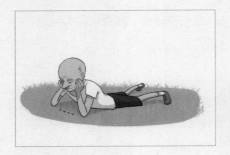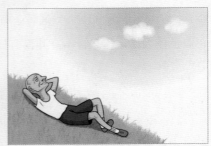

图 2-4　两大静坐原理的比较

　　"止""观"两种静坐方法，最大的特色在于两者的对比：主动的参与者相对于被动的观察者（见图 2-4）。虽然这两大方法一开始看来截然不同，毫无关联，但都能让静坐者深入"三摩地（*samādhi*，心灵的止息）"与"般若智慧（*prajña*）"，而定与慧同为修行的重点，不可偏废。

静坐结合止之专注、观之慧见

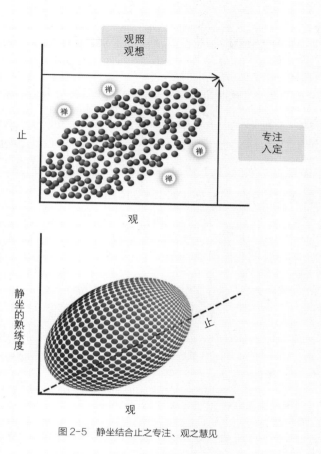

图 2-5　静坐结合止之专注、观之慧见

　　如图 2-5 所示，所有静坐技巧，不外乎是止之专注与观之慧见的种种组合，更深入一点来看，也和静坐者的熟练度有关。

在描述甚深静坐的状态时，都会提及"止观双运"的概念。举例来说，佛教的四禅八定就可依止观组成的比例来分类，其他类似的定境也可以这么分析。也就是说，止能生观，观亦生止。

问：你的意思是说，无论是从止还是观入门，到头来也会通晓另一个，是吗？

答：确实如此，这两个方法不过是通往静坐的两条不同路径。到最后，它们就连方法都说不上了，因为一切终归于一，无分无别。对于初学者而言，方法只是接触广大意识海的入门，一旦人悟出心识光明的一体无别，真的不需要再学别的法门，一切自然消融，只是体悟到自己的光明本性始终完美无瑕，不增不减，一切本来如是。

叁

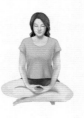

静坐对身心的影响

16

静坐对健康的益处

问：你之前提到，静坐等同开发一个神经回路，那么，开发这样的一个新的神经传导回路，对身心健康有什么影响呢？

答：别忘了，开发新的神经传导路径本身并不是重点，关键在于养成一个新的主流传导路径，能顺带地让其他路线消失！今天每个人都要面对的一大问题，就是我们总得一心多用，无论外在行为还是内心世界，无不同时处理好几件事情、好几个概念，也就是信息学所说的"多任务处理"。

想想，比起其他动物，无论人类多聪明、多有谋略，也耗费了几百万年才建立了现在的生存模式，以因应饥饿等自身的需要和环境里的生存威胁，即高等的心智功能全用来应付生存了，就连人与人之间的沟通，大半也是为了求生存。然而，我们老祖宗的生活节奏，可是比现在慢上许多的。

在这样的心智塞进太多的思考或推理回圈，所造成的感官失衡便会让我们深陷其中，并拖垮了整体的运作，让我们失去了自然的节奏，无法与环境和谐共存。

这种让人难以轻松的失衡状态，正是万病之源。如果能将所有注意力贯注在一个简单的神经传导路径，就像我们在静坐时所做的，心智负荷过重的长期紧张感，便得到了释放的机会，我们便得以感到平静、安宁，重新回到平衡。

问：你一直在公开演讲中，强调静坐对健康的益处，光是单纯的聚焦注意力，怎么能对身心产生这么深远的影响呢？

答：人体内有一个主要的神经系统，即是自律神经系统或内脏神经系统，又称为不随意神经系统，也可以说是脑部最原始的部分，所有动物都有。这一神经系统调节呼吸、心跳、消化、流汗等生理功能，影响遍及全身，也负责肌肉的收缩和放松，调节内分泌系统。若少了自律神经系统，我们可就没命了。

自律神经系统，还可以再细分为交感神经和副交感神经两部分。交感神经系统能加速新陈代谢，让心跳加速、肺部支气管扩张，促进压力荷尔蒙反应，让肌肉绷紧，这一切，全是为了典型的"打或逃（fight or flight）"反射而生。举例来说，如果我们去吓一只狗，这只狗要不逃走，要不就朝我们扑上来，只有打或逃两种反应，此时狗的交感神经必须完全启动，才能引发这两种反应。在这一点上，人和狗都是一样的。因此，交感神经系统又称之为压力反应系统，让我们在遇到紧急状况时，能压制其他生理功能，全心全意地应付压力。

可惜的是，现代人的生活几乎无处不是压力，一醒来，不免要为了工作、学业、人际关系等成天忙不完的事而烦恼。我们每天都长时间工作，难得有时间好好吃饭、休息，即使夜里要入睡了，也还有烦不完的心事。这使得我们长时间处在交感神经负荷过重的状态，原本在危急时刻救命的"打或逃"反射反应（见图3-1），已成了现代生活习以为常的运作模式。

　　　　　　　　　　　　静坐 的科学、医学与心灵之旅

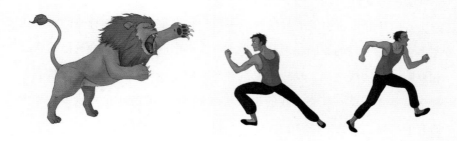

图 3-1 "打或逃"反射反应

人遭受攻击时会立即活化交感神经系统，让身体做好"打"或"逃"的准备。心跳加速、肺部扩张、肌肉紧绷、短暂能量爆发，帮助我们面对压力做好反应。

然而，原本暂时性的反应，如今却成了现代人的常态，我们的生活充满了焦虑与恐惧，使身体长期处于紧张之中，不得安歇。

静坐对身心的影响

另外，副交感神经则能放松身体，并将人体的恒定和调控机制带回悠闲的平衡状态，缓和心跳、呼吸、内分泌反应的速度。静坐能放松心智，也刺激了副交感神经系统，让身体重回和谐与完整。

问：我记得你在几年前，除了将静坐与副交感神经系统连接在一起之外，还发表了一篇广被引用的科学文章，将静坐比喻为"低代谢率的生理夏眠"，你可以介绍一下这篇文章吗？

答：从静坐所引发的放松状态来看，我们很容易了解身体的新陈代谢率会自然下降的原因，但是静坐到一个极限时，那种完全放松的状态和夏眠只有一线之隔。动物在夏眠和冬眠时，身体处于最放松的状态，静坐就能逼近这一状态。我的论点获得 20 世纪 70 年代至今众多生理学研究的支持，也就是在静坐过程中，新陈代谢率会下降。

问：降低新陈代谢率的好处在哪儿？

答：我们先不谈心理上的益处，只谈生理上的好处。常常处于悠闲平衡状态的人，他体内所有的器官及生理系统必定都处在最佳状态下，彼此的运作也一定是协调的。这种状态下的生理器官和系统，对压力的反应反而更好。另外，想象任何一个生理系统长期处于压力之下，就像我们现在的生活一样，这个生理系统的活力一定会随时间而衰退的。事实上，人体长期承受压力，正是提早老化的原因。

问：那么，静坐的心理益处呢？

答：悠闲的心灵必然是快乐而自由的，那是充满了纯真、敬畏、日新又新和创意的童心，是勇于追寻希望的心，这样的心灵不仅为自己的身体带来了正面的能量，也造福了周遭的人。

静坐的放松状态犹如夏眠，脑却是清醒的

　　我在 1998 年刊登于《生理科学新知（*News in Physiological Sciences*）》的一篇论文，将静坐后的放松反应比喻为生物夏眠的低代谢状态，在环境不利时进入休眠状态，是一种可见于哺乳类和爬虫类动物的演化反应。

　　心跳和呼吸速率减缓，氧气的摄取和二氧化碳的排放也随之减少，体温下降，新陈代谢变慢，静坐的放松状态很近似于动物的深沉夏眠，副交感神经系统接管了身体，排除了醒时主要的"打"或"逃"反射模式。

　　然而，尽管静坐者的生理数据与夏眠类似，脑波图[①]数据指出，静坐者脑部前端和中间的脑波落在 α 到 θ 的范围（8—12 赫兹），这代表了人是清醒的，而非深层睡眠的无意识状态，那时的脑波会落在 1—4 赫兹的 δ 波。

　　这样的放松反应经证实是以副交感神经的活化为主，能对治日常生活长期的焦虑、恐惧和压力心态。静坐可以视为人在面对压力时，将原本非自主的休眠进行了复杂的调适，而成为一种自主、可训练的状态，以此面对现代社会的压力。

---

① 脑波图（EEG）的测量，是透过在头皮上放置电极，以量测静坐过程中的大脑活动。EEG能放大大脑最外层神经组织（又称大脑皮质）之神经元所发射的电子信号，并将这些信号所得出的锯齿状线绘制于报表纸上。脑波图的数据可依波峰或波谷的出现频率以区分不同的脑波。

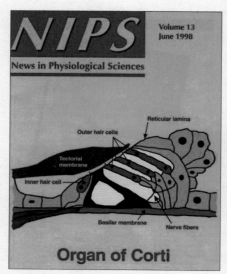

图3-2 柯蒂氏器插画

NIPS

Volume 13
June 1998

News in Physiological Sciences

Meditation as a Voluntary Hypometabolic State of Biological Estivation

John Ding-E Young and Eugene Taylor

Meditation, a wakeful hypometabolic state of parasympathetic dominance, is compared with other hypometabolic conditions, such as sleep, hypnosis, and the torpor of hibernation. We conclude that there are many analogies between the physiology of long-term meditators and hibernators across the phylogenetic scale. These analogies further reinforce the idea that plasticity of consciousness remains a key factor in successful biological adaptation.

图3-3 发表的论文

图3-2柯蒂氏器插画改绘自Liberman, M. C. and L. W. Dodds. 1984. Single-neuron labeling and chronic cochlear pathology. III. Stereocilia damage and alterations of threshold tuning curves. *Hearing Research* 16(1): 55-74，本图经改绘并使用于*News in Physiological Sciences* 1998年6月刊封面（见Ulfendahl, M. and A. Flock. 1998. Outer hair cells provide active tuning in the organ of corti. *News in Physiological Sciences* 13(3): 107-111）

图3-3转载自Young, J. D.-E and E. Taylor 1998. Meditation as a voluntary hypometabolic state of biological estivation. *News in Physiological Sciences* 13(3): 149-153.

图3-2和图3-3皆经Elsevier与American Physiological Society同意使用。

静坐 的科学、医学与心灵之旅

许多以各法门的静坐者为研究对象的实验，都观察到了这种低代谢率的状态。其中有一个实验相当特别，将一位六十多岁，名为萨特亚姆拉迪（Satyamurti）的瑜伽士，埋在地底下一个以水泥砖块完全密封而不透气的小空间里，为期八天，以模拟洞穴闭关的情况。没有进食，没有新鲜空气流通，只有最少量的水，而这名瑜伽士竟然撑了过来。他进入了类似于夏眠的深度静坐状态。装在他身上的心电图机，在第一天测量到的心跳正常，但接下来就出现了窦性心搏过速（每分钟心跳高于正常范围的 100 下）的症状。第二天早晨的心跳高达每分钟 250 下。然而，当天稍后，萨特亚姆拉迪的心跳竟然降到了心电图机无法量测的地步，直到实验在第八天结束前的 30 分钟左右才能恢复到可侦测范围。萨特亚姆拉迪从地底密室出来之后，约莫两个小时内，心跳就恢复了正常。至今学界仍无法解释重要生理功能在深度静坐中暂停的现象，只知道就连心跳这类一般状况下不由自主的生理程序，也是能由静坐者的意志所控制的。

（作者注：心电图是以固定于胸腔上的电极量测心脏的电流活性，包括心跳。）

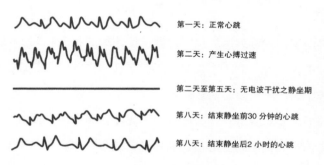

第一天：正常心跳

第二天：产生心搏过速

第二天至第五天：无电波干扰之静坐期

第八天：结束静坐前30 分钟的心跳

第八天：结束静坐后2 小时的心跳

图 3-4　八天深度静坐实验

图3-4转载自Young, J. D.-E and E. Taylor. 1998. Meditation as a voluntary hypometabolic state of biological estivation, *News in Physiological Sciences* 13(3): 149-153，图3-4经American Physiological Society与Elsevier同意，改绘自Kothari, L. K. *et al.* 1973. The yogic claim of voluntary control over the heart beat: an unusual demonstration. *American Heart Journal* 86(2): 282-284.

正是这样的心灵，怀抱着与众不同的价值观和美感，能在丑恶之中看见美，在众人眼里的瑕疵中看见圆满。这样的心灵，眼中的自己和他人都是正向而健康的。这些心灵的投射，本身就会引发人体的和谐状态，并带来最佳的健康。

我们常说身心是同一枚铜板的两面，彼此影响，难以分离。然而，静坐得越深，我们会发现心灵是高过身体的，其实是心灵的指令引发了身体的变化。

问：若真如此，是不是每个人都该努力降低新陈代谢率？

答：关键不在于把新陈代谢率变低，而是训练身心随顺自己的意愿，进入深刻的和谐、一致和悠闲。低代谢率的状态不过是心灵状态"对了"的自然结果罢了。

同样的，我们没有追求任何身心的境界或状态的必要，只有彻底领悟人生真相，包括生命以及我们自己的真相，才是真正唯一重要的事。其他一切，自然会随之而来。

问：说白了，你要表达的是，别把低代谢率的状态当成了静坐的目标。这种"无为而为"的心态只限于用以看待静坐的健康益处？还是必须平等地用来看待所有身心的变化？

答：静坐确实对身心有许多好处，不光是健康上的，而且会扩及生活的每个方面。我们必须全心信任这展开的过程，也就是只着眼于静坐本身，而不是舍本逐末地去追逐各种益处。因此，先确定你要追求的只有人生真相这回事，并用心去体悟到精通的地步，其他一切自会随之而来。

为什么我们要花这么多时间来介绍静坐的各种成效？这一切全是因为我们身处于猜疑心较重的世界，一切都要眼见为凭。多年来，我明白了大多数人必须抓一点具体的东西，是摸得到、闻得出来、看得见、感受得到的，才愿意尝试静坐。但讽刺的是，静坐其实是"舍"重于"得"的。只要明白这一点，所有问题都不再是问题，因为那个道理本身是再清晰不过的了。

17

完全放松状态的神经生理和功能变化

问：我知道近来有些研究在探讨静坐引发的生理变化，尤其着重于脑部的改变。我想问的是，静坐最明显的变化有哪些？

答：静坐并不是只有一种方法，对身心的影响也不是单一的，它可以说是一门横跨各种身心领域的操练，所引发的变化则依采用的具体法门和个人的身心特质而异。然而，科学家确实发现了，以呼吸为主（尤其是将呼吸速度放慢）的静坐，有些变化是相通的。我从 20 世纪 80 和 90 年代开始推广这些研究，希望让更多人知道静坐也有科学的一面。

静坐时，脑部最明显的变化是，脑波由典型的清醒和忙碌状态的 β 波（15—30 赫兹，赫兹为每秒周期，是计算频率的单位）转为放松和专注状态的 α 波（9—14 赫兹）。更放慢一点，还可以进入睡眠状态下的 θ 波（4—8 赫兹），以及更深层休息状态的 δ 波（1—3 赫兹），这时脑部几乎不运作，就像昏迷一样（见图 3-5）。整个脑部都可以见到这些变化，尤其在掌管意志和个性的额叶特别明显。

早在 20 世纪 80 年代初期，我与几位科学家朋友已经知道，脑部最

脑波

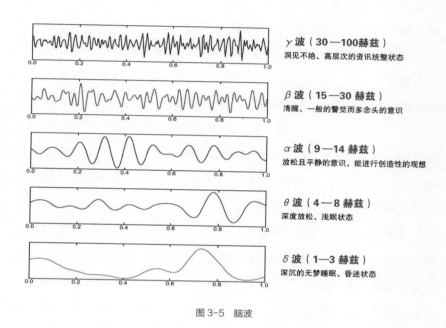

γ 波（30—100赫兹）
洞见不绝、高层次的资讯统整状态

β 波（15—30 赫兹）
清醒、一般的警觉而多念头的意识

α 波（9—14 赫兹）
放松且平静的意识，能进行创造性的观想

θ 波（4—8 赫兹）
深度放松、浅眠状态

δ 波（1—3 赫兹）
深沉的无梦睡眠、昏迷状态

图 3-5　脑波

脑波反映了脑部活动的水平，是由仅约 1.5—5 mm 厚，散布于大脑最外层皮质组织里的 700 亿—1000 亿个神经元所发出的电流信号所得的。科学家已经发现，静坐能将脑波频率由处理复杂信息时警觉而多思绪的 γ 和 β 波减缓为放松而平静意识状态的 α 波。更深沉的冥想状态，则可观察到深度放松和深睡状态下的 θ 和 δ 波。

明显的变化不只是脑波变慢而已，而是这些脑波的步调**同步而合一**了。合一性指的是所有的波动迭成了一个同步的波形，以相同的速度前进，好像是同出一源似的。从那时起，脑波的**同步现象**或合一性就引起了我的注意，很快我就确认了，静坐就像是脑部运作的**量子振荡器**，其中，时空的架构从最细微到最广大的层次全被同步链接了，由身心的最深处，一路通达到最广袤的宇宙。静坐成了通往**超觉境界**的门户，带来超时空的主观经验，可以说是许多瑜伽行者和静坐者的灵性体验，与眼前这个现实世界的时空架构之间的桥梁。

这一非凡的发现，本身其实十分单纯，也为我开启了儿童教育的全新可能。如果我们希望在教育中培养孩子的静心状态，这是最直接的理论基础。在我看来，大脑的合一性正是平衡左右脑、充分发挥脑部潜能，也就是开发"创意心灵"的根基。

许多年后，大约是 21 世纪初，另有科学家证实了，在静坐的过程中，脑波不只是会变慢，有时候甚至会增快到 γ 波（30—100 赫兹），而在这么高频率的脑波状态中，依然能观察到合一的现象。其实，许多静坐的受试者在研究过程中提到，这种高频的合一同步状态发生时，他们也进入了超觉经验。这个高速的合一状态便是"零能量消耗理论"的基础，也因而说明了，最宁静的心灵状态不光是能带来身心的平衡与健康，还与神秘的超觉经验有关。很明显的，脑波形态的不同，完全取决于所探究的是哪一种静坐法，我们可以预期，未来会观察到各种不同的脑波形态，全都能推论出同一个结论。

问：你刚刚提到，不同的静坐方法会引发不同的神经生理反应，可以请你举例说明背后的原理吗？

静坐 的科学、医学与心灵之旅

答：目前已被认同，复诵神圣声音（像是持咒、颂祷或某些特别的声音）的静坐法通常能增强记忆力，无论诵出声来，还是在心里默念都行。功能性磁共振成像（fMRI）、单光子发射计算机断层成像（SPECT）等脑部影像研究都证实了，脑部储存记忆的部位（海马回）在这类重复念诵的静坐中特别活跃。另外，禅坐等运用如观照心念较抽象的静坐方法，活化的脑部区域则截然不同，主要是负责逻辑与分析的额叶。不同的静坐法所引发的反应，可以说有无穷的组合。

问：这些似乎都是脑部高等认知功能的变化，那么，基础一点的功能呢？像脑干，有何变化吗？

答：其实静坐对脑部基础功能的影响也很明显，这部分的功能与生存息息相关。在这一点上，人类和动物并没有两样。呼吸、心跳、消化、排泄、流汗、荷尔蒙分泌、肌肉收缩等维系生命的功能都会受到静坐的影响，无论什么静坐法都一样。所以，我前面才会介绍交感神经和副交感神经的不同功能，交感神经系统通常会促进身体维系生存不可或缺的功能，而副交感神经系统则负责放松，让这些作用恢复到正常的基准点上。以神经生理学的角度来说，我认为静坐有在强化副交感神经系统的同时降低交感神经系统的作用，所以静坐时和静坐后会变得放松，而大多数静坐法都会使代谢率显著降低，静坐到最深沉的地步时，各方面的生理反应都和动物的休眠、冬眠或夏眠十分相近。

之前，我针对这一另类的静坐观点，写了几篇科学论文，其中一篇在 1998 年发表于《生理科学新知（*News in Physiological Sciences*）》期刊。也许因为我大胆地用科学把这些身心变化描述出来，这篇文章竟引起相当大的回响。

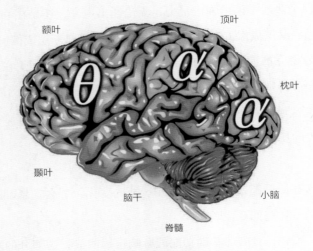

額叶　　　　　　　　　顶叶

枕叶

颞叶

脑干　　　　　　　　小脑

脊髓

图 3-6　大脑的不同区块表现不同的脑波

　　大脑由额叶、顶叶、颞叶和枕叶组成，每个区域控制不同的生理和心理活动（见图 3-6）。静坐时，负责处理感官知觉、空间数据及语言处理的顶叶，常可观察到 α 波，而负责视力的枕叶也有类似现象。α 波通常出现于放松的清醒状态下，这代表静坐者是处于深沉的放松状态，并非无意识的睡眠。静坐者的感官虽然在放松状态，但仍然是充分警醒的。

　　比较老到的静坐者，大脑还可能出现 θ 波，尤其在负责分析推理、逻辑、解题、规划、决策、控制行为、情绪和运动的额叶。θ 波通常出现于深度放松或浅睡期，已有一定静坐功力的静坐者才能观察得到这种 θ 波状态。

　　我们的大脑日夜动个不停，无论大小事都能引发我们的关注，这样不断地接收各种刺激，也使得脑波容易杂乱。我们观察静坐者脑波的合一性时，发现一个挺有意思的现象，即静坐本身便能使脑波进入以 α 波为主的状态。科学家已经发现，进入合一性的脑波和平常的散乱状态大不相同，有增进智力、认知、创意，促进情绪稳定、强化道德推理、提升自信心等有益的"副作用"。

长期静坐者于静坐时能自行引发高振幅同步的 γ 波活动

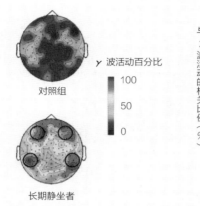

γ 波活动百分比
100
50
0

对照组

长期静坐者

颜色量尺代表了各组人员在静坐过程中，γ 波活动显著增加的人数百分比。

图 3-7　静坐时 γ 波活动的分布情形

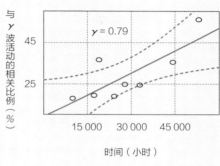

与 γ 波活动的相关比例（%）

γ = 0.79

45

25

15 000　　30 000　　45 000

时间（小时）

长期静坐者的静坐时数与 γ 波活动相对比例的相关性。

图 3-8　静坐时数与 γ 波活动的相关性

　　静坐能引发脑部高振幅同步或合一的 γ 波活动，而 γ 波的相位同步与注意力、记忆、学习及意识觉知有关。

　　由威斯康星大学的理查德·戴维森博士（Dr. Richard J. Davidson）和原是法国分子遗传学者的藏传佛教僧人马修·李卡德（Dr. Matthieu Ricard）两人领军的研究，发现长期静坐者可以自行引发一种与高振幅相位同步 γ 波活动一致的脑波模式，相当于大幅度的 γ 波相位同步性，这意味着通过静坐，可以逐渐提升神经元的同步化。

　　这些结果指出，无论长期还是短期的静坐，对于人类的大脑都有着深远的影响，或许可以作为强化智力潜能的一种训练。

图3-7和图3-8经PNAS同意，改绘自Lutz, A. *et al.* 2004. Long-term meditators self-induce high-amplitude gamma synchrony during mental practice. *PNAS* 101(46): 16369–16373. Copyright © 2004 by the National Academy of Sciences, U.S.A.，PNAS不为翻译内容负责。

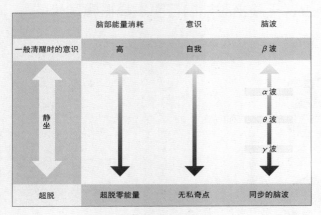

	脑部能量消耗	意识	脑波
一般清醒时的意识	高	自我	β 波
静坐			α 波 θ 波 γ 波
超脱	超脱零能量	无私奇点	同步的脑波

图 3-9　零能量消耗理论

"零能量消耗理论"常用于指一种深沉的静坐状态，在这一状态下，大脑不会消耗能量，却能处于一种极为清醒及平静的意识状态（见图3-9）。

在一般清醒的意识下，我们的大脑不断运作，总是忙着处理纷飞的念头、情绪和外界传来的感官信息。这么一来，在这样的状态下，我们的大脑自然会消耗更多能量。这个状态是以 β 波为主，也就是相对于外在世界，我们会有强烈的自我感和个体感。

然而，当我们经由静坐，进入较放松的意识状态时，脑波会由 β 波转为 α、θ 和 γ 波，甚或倾向引发脑波的同步合一。大脑在这样的高频率状态下，表现达到巅峰，能使不同的神经网络同步，建立一强势的神经回路，让散漫、习性或惯性的影响减至最低。大脑进入了一种毫不费力的放松的、清醒的状态，耗能降低，甚至有时达到零耗能的地步。大脑进入这一状态时，心灵便失去了原有的强烈自我感，静坐者的眼光于是焕然一新，更为宽广，与外在世界更有接触，身心笼罩在一种无私的感觉里。

图3-9经同意改绘自Davidji. 2012. *Secrets of Meditation: A Practical Guide to Inner Peace and Personal Transformation*. Hay House, Inc., 87; Nuallain, S. O. 2009. Zero power and selflessness: what meditation and conscious perception have in common. *Cognitive Sciences* 4(2): 49–64.

静坐 的科学、医学与心灵之旅

静坐经验不到两年的中等程度受试者，在研究过程中必须采用"默咒法"静坐。功能性磁共振成像（fMRI）影像显示，在默咒静坐期间，海马回/海马旁回有活化的现象，这一位置已由先前的科学家证实是掌管记忆储存和巩固的中枢。静坐过程中的记忆巩固现象说明了为什么默咒法必须有意识地持续忆起、复诵一串字音。然而，这一推论还需要更进一步的实验予以证实。

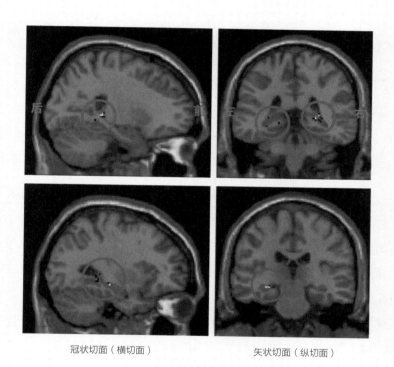

冠状切面（横切面）　　　　　　　矢状切面（纵切面）

图3-10　默咒法静坐活化海马回

（作者注：为清楚辨识，图中另以红圈标示脑部活化处。）

图3-10经Mary Ann Liebert, Inc.同意，转载自Engström, M. *et al.* 2010. Functional magnetic resonance imaging of hippocampal activation during silent mantra meditation. *The Journal of Alternative and Complementary Medicine* 16(12): 1253–1258.

静坐对身心的影响

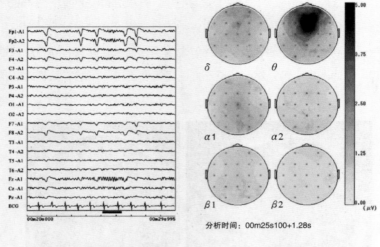

图 3-11　脑波数据：θ 波活动　　　　　　图 3-12　脑电波图

分析时间：00m25s100+1.28s

　　25 位学习"数息法"的日本大学生，于呼吸时一一计数，以计数到 300 为重复周期，并测量其脑波，以探知练习数息对脑部的影响。由脑波仪所收集到的数据显示，学生在数息时脑波呈现 θ 波（见图 3-11）；θ 波出现在前额叶中区，脑电波图中以较深的颜色显示（见图 3-12）。

　　θ 波通常随着简单、无须复杂缜密思考的缓慢重复活动而出现，一般认为可以由具有类似特质，需要专注而重复的数息法所引发。

图3-11和3-12经Elsevier同意，改绘自Kubota Y. *et al.* 2001. Frontal midline theta rhythm is correlated with cardiac autonomic activities during the performance of an attention demanding meditation procedure. *Cognitive Brain Research* 11(2): 281–287.

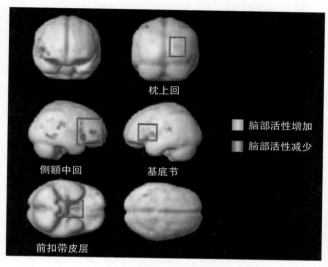

枕上回

脑部活性增加
脑部活性减少

侧额中回　　　基底节

前扣带皮层

图3-13　禅修静坐时的脑部活动

　　这个实验要求 11 位资深的禅修静坐者"切换神经",由一般的意识状态转换至静坐状态,而他们的功能性磁共振成像影像显示了位于前额叶皮质的侧额中回和基底节的活性增加,而前扣带皮层与枕上回的活性减少。

　　掌管复杂认知行为、人格、决策、正确社会行为的前额叶活性增加,是与注意力专注、情绪共鸣和正向心境相关的;而控制行为、协调肢体运动的基底节,一般认为是受到静坐时专注、调节呼吸所引发的意识聚焦的影响。前扣带皮层掌控人体非自律的功能(如心跳),以及由意志控制的情绪及决策功能,而枕上回则控制了视觉方向,这两者活性下降的现象,说明了为什么在静坐时比较容易放下习以为常的身体感受,也比较不受外界的刺激分心。这带来一种状态,向内观照和沉思终于胜过了平常占据意识的身心纷扰,消融了时空的分别,心灵终于找到了平安与宁静。

图3-13经Dr. Hans Stødkilde-Jørgensen同意,转载自Ritskes, R. *et al*. 2003. MRI scanning during zen meditation: the picture of enlightenment. *Constructivism in the Human Sciences* 8(1): 85–89.

静坐能引发一种清醒的低代谢生理状态

哈佛医学院的罗伯特·华勒斯博士（Dr. Robert K. Wallace）和赫伯·班森博士（Dr. Herbert Benson）在 1971 年最早进行的静坐生物医学研究，观察 36 名受试者于静坐时所引发的与副交感神经反应相似的各种生理益处。

这些效应包括了耗氧量下降，由一般状态的每分钟耗氧 251 立方厘米下降至 211 立方厘米，二氧化碳的排出量也由每分钟 219 立方厘米下降至 187 立方厘米。由于二氧化碳排出量相对于耗氧量的比例在静坐前、中、后等三个阶段是相同的，因此新陈代谢率的显著差异必定是这些明显变化的主要因素，同时也造成了呼吸速率下降、耗气体积上升。虽然呼吸次数较少，却呼吸得较深，这使得血氧浓度反而上升了。

这些新陈代谢率的立即改变，也呼应了另一项睡眠期间和静坐阶段耗氧量的研究比较，同样的时间内，睡眠期间耗氧量与静坐期间耗氧量相比，静坐期间耗氧量下降更快，这指出了在静坐时，新陈代谢率的改变更迅速。

基于这些研究结果，我们可以知道静坐似乎能引发一种清醒的低代谢生理状态与平时的清醒、做梦、睡眠状态都不一样。虽然生理上的反应很像身体完全放松的深睡状态，却可在脑部不同部位观察到一种平静的清醒状态，从神经生理的反应来看，和警觉或清醒的意识状态相当类似。

作者注：这些研究所采用的静坐法是一般人熟知的"超觉静坐"，是一种以音声或持咒为主的静坐法门，大约在20世纪50年代中期由马哈希大师（Maharishi Mahesh Yogi）引进美国，随后广为流传，全世界超过500万人练习过超觉静坐。超觉静坐有一整套标准的七步骤课程，无论何种背景的人都能练习，也正因如此而更易于被科学界所研究。

资料来源：Wallace, R. K. and H. Benson. 1972. The physiology of meditation: is the meditative state that is achieved by yogis and other Far Eastern mystics accompanied by distinct physiological changes? A study of volunteer subjects in the U.S. indicates that it is. *Scientific American* 226(2): 84–90.

静坐 的科学、医学与心灵之旅

问：我知道你说过，某些神经生理的变化会随静坐法而异。那么，静坐所引发的其他生理变化全是相近的吗？什么静坐法都一样吗？

答：即使其他的生理变化，也会因静坐法而异的。大致来说，大多数静坐方法都会使代谢率下降。然而，我有一位好友，哈佛医学院的赫伯·班森博士（Dr. Herbert Benson）早在 20 世纪 80 年代初期，就在科学界著名的《自然（Nature）》期刊发表了一篇重量级论文，以修习拙火的西藏僧侣为研究对象。静坐者修炼拙火时必须念诵某些咒音，引发振动，可以说是年轻僧侣修行功力的考核。

班森博士发现，受试者修炼拙火时，有时候体温会上升 7—8℃，也就是高达 45℃，显然远超过人类正常的体温范围。更奇怪的是，即使基础体温高到这个地步，脉搏、心跳、呼吸速率却仍维持在正常范围内。这个矛盾的现象既说明了人体的生理现象相当有弹性，甚至有不可思议的可塑性，同时也指出了某些静坐法确实能引发惊人的生理变化。

其他研究也证实了，某些静坐方法能将呼吸速率降至几乎中止的地步，而且这一变化是与意识的改变，如纯粹意识经验或超觉经验息息相关的。其实只要静坐者愿意持续用功，这些变化都是可以被证明出来的。这一领域未来的研究，无疑地必须去剖析静坐所引发生理变化的复杂度，以建立其与意识变化的关联。

问：如果静坐的结果是这么的因法而异，而世上的静坐法门可以说是不计其数，那么，我们可以从这些科学研究得出什么结论？

答：你问到重点了，我在很多地方谈过过去的研究结果，这些重要的静坐科学证据，未来必然需要更深入地探究下去。换句话说，科学家必须找出不同静坐法所引发的具体而独特的脑部神经生理变化，才能证实这样的推论：一个看来再简单不过的心理练习（静坐），的确足以引发脑部的神经化学与神经生理变化，进而对身心造成明显的短期和长期影响。

修炼拙火静坐前、中、后的皮肤、空气温度和心跳速率的变化

　　拙火（*g-tummo*，藏文意为"热"）静坐是一种由藏传金刚乘僧侣所修持的神圣灵修静坐，其目的是引发并控制遍布全身的微细能量，即"拙火"。在修炼拙火时，藏僧会产生大量的热，烘干赤裸上身所披挂的湿衣服，这一现象让怀疑论者议论了至少一整个世纪。

　　哈佛医学院的班森博士进行了一项研究，验证拙火静坐时的体温变化现象。这项研究的结果也登上了有名的《自然（*Nature*）》期刊。在研究过程中，三名资深的藏传佛教僧人在修炼拙火的过程中体温上升了 8.3℃，同时心跳却相当稳定，起伏都在正常范围内。

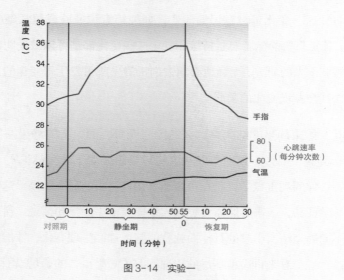

图 3-14　实验一

静坐 的科学、医学与心灵之旅

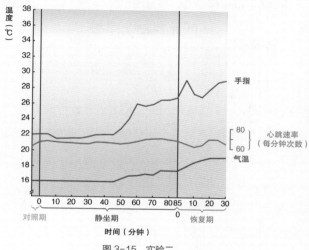

图 3-15　实验二

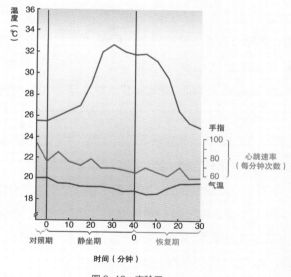

图 3-16　实验三

图3-14～图3-16经过Nature Publishing Group同意，改绘自Benson, H. *et al*. 1982. Body temperature changes during the practice of g Tum-mo yoga. *Nature* 295(5846): 234-236.

静坐期间的呼吸中止现象与纯粹意识经验或超觉经验相关

在超觉静坐期间，受试者常提到他们会进入一种纯粹意识的超觉经验，一股放松平静却清醒的感受笼罩了整个身心，这种状态常被描述为"完美的宁静、安息、稳定、秩序，心理的疆界根本不存在……那是一种完全的心灵祥和，没有念头，却仍有意识。"

超觉静坐是一种不涉及呼吸控制的简单认知技术，却在四个不同对照实验中的 40 名受试者身上出现了呼吸中止现象。事实上，这 40 名受试者共出现了 374 次呼吸中止现象，平均每人出现 9.4 次。

除了呼吸中止之外，静坐者还出现了心跳减缓、新陈代谢率降低、基础皮肤电阻上升的现象，这意味着一种自律性的稳定。加州大学尔湾分校的约翰·法洛博士（Dr. John T. Farrow）和哈佛医学院的赫伯·班森博士（Dr. Herbert Benson）发现，呼吸中止阶段是与纯粹意识经验相对应的。

图 3-17 显示，11 位超觉静坐的受试者在特定时间内，以秒为单位记录下的呼吸模式，垂直起伏波动显示吸气与吐气，水平的线条则显示呼吸停止。从图中可以观察到在超觉静坐期间有呼吸停止的现象。

图 3-18 显示，超觉静坐受试者被要求在静坐时，如有体验到纯粹意识的时候，必须按下事件提示钮（图中以倒三角形显示），根据他们在静坐时监测到的呼吸模式显示，"体验到纯粹意识"与"呼吸中止"的发生时间有高度的一致性。

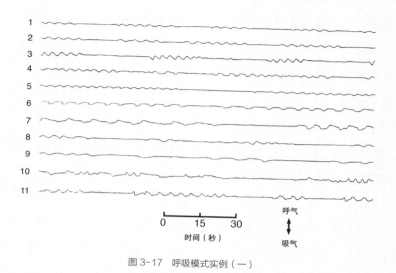

图 3-17　呼吸模式实例（一）

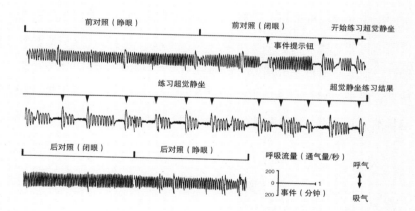

图 3-18　呼吸模式实例（二）

图3-17和图3-18经Wolters Kluwer Health同意，改绘自Farrow, J. T. and J. R. Hebert. 1982. Breath suspension during the Transcendental Meditation technique. *Psychosomatic Medicine* 44(2): 133–153.

静坐对身心的影响

然而，这些神经生理变化和静坐的整体成果之间的相关性，仍有许多关键细节有待厘清。也就是说，无论采用哪一种静坐法，都会引发脑部多重区域和其他生理系统的变化，而这些变化到头来又是怎么导致身心的显著变化？像静坐这样由身心各个层面同时下手的主题，正是特别难以用科学的研究流程一一厘清的，因为科学方法一次只能锁定一个变量或参数。

　　问：有所谓的"开悟神经生理学"吗？换句话说，开悟大师的神经生理反应，是否真与凡人不同呢？

　　答：这个问题对你来说，是言之过早了。先这么说，如果真有开悟这回事，真正开悟的人必定是彻底自在的，能自由地来，也能自由地走，随心所欲。要将这样完全自由的开悟状态限缩成某种有限的神经生理现象，本身在逻辑上就说不通，可以说是小看了"自由"本身，硬要把它塞进生理变化的框框里。当然，一定有一些身心方面的神经生理变化是可以测量的，而且与静坐的深度有关。然而，尽管这些科学研究确实能提高一般大众对静坐的信心，但切记不可过度强调，也不该奉为圭臬。毕竟，静坐纯粹是一趟自我探索的个人旅程，不该只为了求得一般大众的接纳，而沦为一种科学或医学的解析和诠释。

18

静坐能改善压力反应

问：静坐还会引发其他的生理变化吗？能否举一些例子？

答：脑部之外，最明显、最重要的变化，大概非荷尔蒙莫属了，而荷尔蒙也和脑部及神经系统的变化息息相关。荷尔蒙是指各种在人体内含量极微、影响却能遍及全身的生物分子的总称，可以说是体内所有生理功能的调节器。

肾上腺是特别会受静坐影响的一类荷尔蒙，这类荷尔蒙在人面临压力的刺激时一触即发，启动一连串的压力反应。静坐实验的受试者无论是采取哪一种静坐方法，血液中的压力荷尔蒙（肾上腺皮质醇），以及尿液中由压力所诱发的代谢物（去甲肾上腺素和儿茶酚胺）含量均偏低。这些现象所代表的是：静坐多少能帮助我们更从容地面对压力，而无须全面启动荷尔蒙等调节因子。

别忘了，这些压力荷尔蒙是生物为了因应生死关头而在演化过程留存下来的，是为了启动人体全面求生的反应而激发的生存荷尔蒙。在生死一瞬间，全身一定是绷紧的，心脏等肌肉全部进入蓄势待发的预备状态。想想，要是以这种模式在现代社会生存，我们会活成什么样子？危机一

静坐降低压力荷尔蒙含量（皮质类固醇下降）

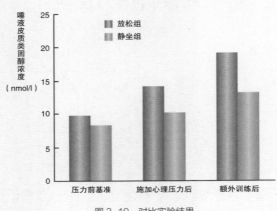

图 3-19　对比实验结果

　　在一篇刊登于知名期刊《美国国家科学院院刊（*Proceedings of the National Academy of Sciences of the United States of America，PNAS*）》的研究中，研究人员以 80 名中国大学生为对象，检验其皮质类固醇的浓度，以了解他们在心算时所感受到的压力程度。

　　皮质类固醇是人体在压力情境下释出的主要压力荷尔蒙，能增加血糖浓度，使身体快速获得能量，有助于活化交感神经反应。

　　有半数的受试者被指派到放松组，并学习一种常见的放松技术；另一半则分配到静坐组，接受超过 5 天的身心整合训练，包括静坐和内观，每天 20 分钟。与放松组相较，接受静坐训练的静坐组在进行认知练习时及完成后，皮质类固醇的浓度都比较低，代表他们的压力反应也比较低。

图3-19经PNAS同意，改绘自Tang, Y.-Y. *et al*. 2007.Short-term meditation training improves attention and self-regulation. *PNAS* 104(43): 17152-17156. Copyright © 2007 by the National Academy of Sciences, U.S.A., PNAS不为翻译内容负责。

静坐 的科学、医学与心灵之旅

触即发、压力无所不在。最惨的是，这就是我们每天的生活实况。从这个角度来说，静坐提供了一种截然不同的调适模式，让我们更妥善地发挥功能。

问：那么，压力是对人体最大的负面影响吗？你的意思是不是说，人体长期处在压力下是不可能健康的？

答：无论物理性还是生理性的系统，只要长期承受压力，结果只会越来越糟。然而，这不过是事实的一面。我们确实无法改变因为科技日新月异，而使得现代社会压力倍增的现实。我们随时要处理大量的信息。以你为例，刚刚你在问问题时，一方面忙着在计算机上做笔记，还同时用手机发送信息。为了追求效率和便利，我们不得不一心多用。请问，谁能立即扭转这一趋势？

然而，我们于看待事物、处理反应、面对压力和环境变迁时的调适能力，却是可以改变的。需要调适时，静坐可以为我们奠定很好的基础，只要学会这一套新的压力因应机制，原本代表了危险警示的压力情势便不再那么咄咄逼人。静坐尤其能帮助我们整合各种功能，包括空间感、视觉、感觉、知觉和运动的协调能力，从而减轻辨识、响应压力信息的身心负担，并提高反应的效率。一般人面临神经刺激的反应其实是零零散散的，而静坐高手的身心反应则是浑然一体的。现代的神经生理研究，以各式各样的刺激，深入探究脑部各部位的反应，所观察到的变化也证实了"静坐能开发人体潜能"的说法。静坐能活化脑部尚未使用的区域，善用大脑的调适能力，开发多元的潜能。

不知道这些说明是否能答复你的疑惑？总之，要预防压力对身心造成的伤害，必须从我们对压力的认知和反应方式下手。

慈心静坐能减轻压力

　　科学家已经发现，静坐对免疫、神经系统及心理都有正向影响。然而，目前为止大多数研究所探究的静坐技巧都以培养平静观照的觉知为主，而尚未研究如慈心静坐等其他方法。不同于超觉静坐或观照静坐所强调的静心、培养放松却警醒并不偏不倚的观者心境，慈心静坐则着重于对他人表达一种无私利他的感情和正向的善意。

　　这项研究以 61 名埃默里大学的学生为对象，让他们接受六周的静坐训练，每周 2 次，每次 50 分钟，观察他们的压力反应。

　　受试者分为三组，对照组之外的受试者再细分为两组，以他们在课堂上和回家后静坐超过 10 分钟的次数来区分。这项研究采用了两种标准化的实验室压力测试，一种是评估压力免疫反应的"特里尔社会压力测试（Trier Social Stress Test，TSST）"，另一种是评估行为反应的"情绪评量表（Profile of Mood States，POMS）"。接受慈心静坐训练的受试者，两项测试所显示的压力反应，都低于对照组。

　　血浆 IL-6 浓度是一种皮质类固醇荷尔蒙，存在于血液里作为对压力的反应，在本研究中用来测量免疫系统对社会压力的反应。结果指出，在课堂和家中练习频率较高的学生（高度练习组），在压力刺激下的 IL-6 浓度较低（见图 3-20）。

　　而情绪量表则是评估沮丧程度，包括紧张焦虑、抑郁沮丧、愤怒敌意、衰弱无力、困惑，从行为的角度评估压力反应，而高度练习组的受试者的沮丧得分也低于其他两组（见图 3-21）。这些结果指出了，慈心静坐就和观照静坐一样，能缓冲身体面对压力刺激的反应，并降低压力下的免疫和行为反应。

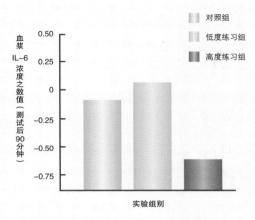

图 3- 20　血浆 IL-6 浓度数值

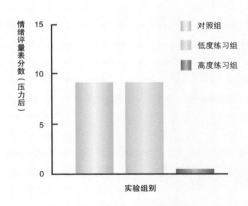

图 3-21　情绪评量表分数

图3-20经Elsevier同意，改绘自Pace, T. W. W. *et al*. 2009. Effect of compassion meditation on neuroendocrine, innate immune and behavioral responses to psychosocial stress. *Psychoneuroendocrinology* 34(1): 87−98.

问：你认为现在的年轻人，即使还是学生，也面对着这么大的压力吗？

答：你点出了人类的一大后患，这种充满压力的环境全是我们自己搞出来的，才招来这些后果。有些孩子才十岁、十一岁就活得很不快乐，甚至出现了抑郁症状或自杀的念头。我们很难想象这样的孩子以后要怎么成为一个快乐而平衡的大人，怎么摆脱种种身心负荷。因为惦念着这样的孩子，我们穷尽二十年光阴，针对孩子对正向鼓励的需求，开发了一套可以轻松学习的儿童教育法。我之前提过，读经不但是自古以来最有效的教育法，更能帮助孩子恢复平衡。

问：一说到压力，我们马上就会联想到抑郁和焦虑，有方法能治疗这些心理疾病吗？

答：各种心理失衡所导致的抑郁和焦虑，包括躁郁症，多半是长期压力的产物。这三种问题可以说是当今最普遍的疾病之一。根据世界卫生组织的统计，全世界约有三亿五千万人身受抑郁之苦，而焦虑症更是人类最常见的心理疾病[①]。身心长期面对压力，到头来往往陷入心有余而力不足的窘境，而破坏了身心原本的调节能力，难以恢复本来的平衡，导致了化学失衡、细胞内外、身心系统和认知功能的偏差，造成内在的异常。从这个角度来说，心理失衡确实有身心各方面的复杂因素。但是很少人能意识到，这些问题除了从心理的偏差着手之外，也必须同时处理生理的异常和缺乏。也就是说，我们必须采取整体的疗法，方能根治抑郁和焦虑的问题。

---

① Kessler R. C. *et al.* 2009. The global burden of mental disorders: an update from the WHO World Mental Health (WMH) surveys. *Epidemiol Psichiatr Soc.* 18(1): 23‑33.

静坐 的科学、医学与心灵之旅

压力与焦虑对健康的影响

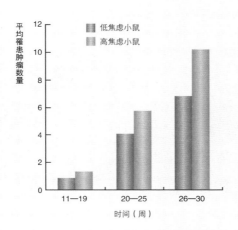

图 3-22　高焦虑和低焦虑小鼠平均罹患肿瘤数量对比

越来越多的研究发现心理健康程度和罹患癌症的概率成反比，长期的沮丧和焦虑会加快肿瘤的生长速度。科学家以 SKH1 小鼠进行研究，探讨焦虑是否真的会提高肿瘤生长速率。他们将实验小鼠依其性状分为高焦虑与低焦虑两组，连续 10 周，每周照射 3 次 UVB。

结果发现，长期压力负荷较重的高焦虑小鼠，其免疫力较低，对皮肤癌更无抵抗力，其肿瘤生长的平均数比低焦虑小鼠高得多。这意味着，有焦虑倾向的性格再加上高压力的环境，可能是身心健康的杀手，不仅是肿瘤发生率，甚至致死概率都会偏高。

图3-22经同意并根据Creative Commons Attribution license CC BY条款，改绘自Dhabhar, F. S. *et al.* 2012. High-anxious individuals show increased chronic stress burden, decreased protective immunity, and increased cancer progression in a mouse model of squamous cell carcinoma. *PLoS ONE* 7(4):e33069.

静坐时会运用更多隐秘的脑部资源

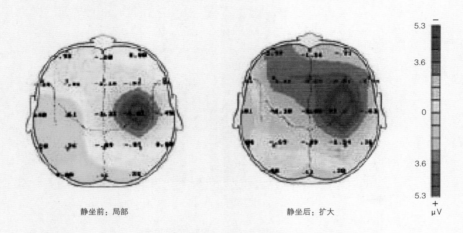

静坐前：局部　　　　　　　　　　　　静坐后：扩大

图 3-23　大脑皮层活跃的区域分布

　　这项研究指出，受试者在进行音声或持咒静坐时，脑部对体感刺激更有反应，大脑皮层活跃区域的分布，比一般未静坐的休息状态的局部活化更为广泛。这意味着静坐时，脑部有更多区域能自发地同时对刺激产生反应，而这种较全面的反应，或者说脑部更广泛的投入，不只能让人更专注，也让脑部所受的刺激更为广泛，带来更好的学习效果。

作者注：μV（微伏）等于10⁻⁶V，是用于测量电压强度的单位，在此为脑部活性反应的测量单位。

图3-23经Pleiades Publishing, Inc.同意，改绘自Lyubimov, N. N. 1999. Changes in the electroencephalogram and evoked potentials during application of the specific form of physiological training (meditation). *Human Physiology* 25(2): 171-180.

多年来，我不遗余力地推广正确的饮食、运动、呼吸和情绪管理，这是处理身心问题所必需的。举例来说，均衡的饮食是心理健康的重要环节，却往往被医师和大众所忽略。更具体一点来说，某些微量元素和维生素是恢复脑内神经化学物质的平衡所不可或缺的，但我们现在的食物却很缺乏这类营养。（作者注：关于这方面的信息，请参见《真原医》）

回到静坐的角色，医学文献里不乏各种研究，证实了静坐对抑郁和焦虑症患者是有帮助的，之前提到的"培植新的神经传导回路"理论，可以说明这些好处从何而来。所有静坐方法都能诱发脑部建立新的神经传导路径，取代旧的路径。

无论抑郁还是焦虑，都是某些神经传导路径一再地被某些压力信号启动，这样的神经回路到最后僵化了的结果。只要能以一套新的神经路径改变旧的状态，便不会再进入原本的抑郁和焦虑反应。简单来说，这个全新的理论所要讲的，不过是原本导致抑郁、焦虑或其他心理疾病的神经传导路径，被静坐时培养出的新回路给取代了。

静坐最可喜的结果就是能提升自我形象和自信心，不光是带着当事人一步步走出抑郁和焦虑，还能带来持久而且正向的转化效果。

问：是不是每一种静坐都适用于抑郁和焦虑症？还是必须对症下药？

答：这和哪一种病无关，静坐法的选择是因人而异的，重点是找到和你秉性、气质相合的静坐法。以抑郁症或焦虑症的情况来说，最好能选择一个让你感到平安喜乐、更有活力的静坐方法，让你雀跃地期待静坐时间的到来，才可能持之以恒。

静坐有助于改善焦虑症患者的自我形象

　　社交焦虑症（Social Anxiety Disorder，SAD），又称为社交恐惧症，是一种让人活力渐减的心理疾病，导致当事人回避所有社交互动，只因担心他人的眼光。只要当事人必须与人互动，或在他人面前做某事，就会引发强大的焦虑感受。

　　史丹佛大学的菲力普·高丁博士（Dr. Philippe R. Goldin）针对静坐为社交焦虑症患者所带来的影响，进行了多项具有开创意义的研究。他的主张是，观照静坐能让心灵学会集中在正面的事物，而不那么停留在焦虑、对批评或他人判断的恐惧和负向特质里。其中一项研究，以 16 名接受了正念减压（MBSR）训练的受试患者在静坐前后的核磁共振扫描结果指出（见图3-24），掌管自我处理、语言处理、记忆和视觉处理的区域活性增加了。高丁博士相信，处理视觉感官信号区域活性增强的现象，意味着当事人允许自己处理这些视觉刺激，而非原本的一味回避。

　　研究人员要求受试患者选取能描述自身的字眼，在接受观照静坐的训练之后，如图 3-25 所示，当事人选择正向形容词的概率显著增加，而选择负面形容词的概率也减少了。这些结果指出，静坐或许能帮助改善自尊、降低焦虑与恐惧。

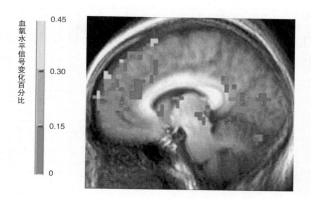

图 3-24　社交焦虑症患者的自我处理过程

图3-24经Dr. Philippe R. Goldin同意，转载自Lindberg, C. 2009, June 3. More than just relaxing, meditation helps improve self-image of anxiety sufferers. *Stanford Report*.

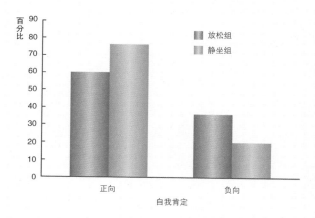

图 3-25　放松组和静坐组对比实验结果

图3-25经Springer Publishing Company同意，转载自Goldin, P., Ramel, W., and J. Gross. 2009. Mindfulness meditation training and self-referential processing in social anxiety disorder: behavioral and neural effects. *Journal of Cognitive Psychotherapy: An International Quarterly* 23(3): 242–257.

一般来说，我会选一个以呼吸为主的方法。呼吸是全方位的静心技巧，能有效地恢复身心的和谐，帮助我们静下心来、强化心灵的力量，而且很快就能生效。呼吸不仅只是技巧而已，各式各样的静坐方法都会用到呼吸，也证实了能产生神经生理上的正向效果。

19

静坐放松状态的心血管反应

问：高血压这类心血管问题，也是现代人常见的疾病，静坐能帮得上忙吗？

答：在最早期有关静坐的科学研究中，就已经探究过静坐对降血压的效果了。从文献来看，在所探讨的各种静坐方法中，超觉静坐是最受瞩目的，也已证实有降血压的效果，其效果是相当显著的，若以超觉静坐作为单一疗法或与其他降血压药并用，至少也有中等效果。

我所知的科学论文无不指出静坐能带来正向的健康益处，而且效果持续的期间，比只用药物控制来得更长久。在有压力的情境下，静坐对血压、心跳和心血管的保健养生是肯定有好处的，再深入一点，从血液中的代谢物来看，也是如此。

问：所以，你觉得该鼓励每位高血压患者练习静坐吗？

答：当然！这不只对高血压患者有益，对任何有心血管毛病的人都有帮助，包括中风或其他心血管疾病的患者都能受惠。循序渐进地练习静坐，能放松血管的压力，面对环境的变化时，能更从容地调适。

（作者注：2013年4月刊出的一篇文章中，美国心脏学会也承认了超觉静坐对于有心血管疾病的患者确实有降低血压并带来其他健康好处的效果。[1]全世界，包括学界，越来越明白静坐对血压和心血管疾病具有正面效果，看来不需多久，就连保险公司都会将静坐纳入降血压的正式给付项目。）

问：前面听你谈过静坐对脑波的调节效果，我想知道，心血管是否也有类似的规律同样受静坐的影响？

答：人体的心血管系统确实是有规律的，医学上称之为"梅尔频率（Mayer's rhythm）"，是体内循环的共同基础韵律，一般情况下，每分钟循环七次。

最近《英国医学杂志（*British Medical Journal*）》刊出的一篇相当有意思的文章中也提到，光是复诵天主教《玫瑰经》或佛教持咒，就能马上将身体带回梅尔频率，这同样表明了无论哪种静坐方法都可以帮助身体恢复到自然状态，也就是最悠闲、最好的身体状态。在这种状态下，体内的血管是柔软而有弹性的，面对压力时能有最好的反应。

---

[1] Brook,R.D.*et al*. 2013. Beyond medications and diet:alternative approaches to lowering blood pressure. *Hypertension* 61(6):1360−1383.

静坐能降低血压

这项研究以 111 位高血压患者为受试对象，结果显示，与对照组和留意饮食运动以降血压的人相较，练习超觉静坐三个月有助于显著降低舒张压和收缩压。这项研究的参与者为 55 岁以上、舒张压在 90—109mmHg 之间，收缩压不大于 189mmHg。

舒张压的正常范围一般是 60—80mmHg，是两次心跳之间，心脏较放松的状态下，对动脉管壁施予压力的最小值。相对的，收缩压正常范围在 90—120mmHg 之间，是心脏收缩跳动时施予动脉的最大压力。

受试者分配到以下三种干预组，包括教人身心平静放松的"超觉静坐组"、教人绷紧放松全身各处不同肌肉群以进入深层放松的"渐进式肌肉放松组"和教患者留意饮食、运动、试着以非药物方式调整生活的"卫教对照组"。三个月之后，这三组受试者出现了显著的差异，"超觉静坐组"患者的血压降幅明显胜过"渐进式肌肉放松组"和"卫教对照组"。

练习超觉静坐的受试者，舒张压降了 6.4mmHg，收缩压降了 10.7mmHg。而"渐进式肌肉放松组"的受试者则是舒张压降了 3.3mmHg，收缩压降了 4.7mmHg。调整饮食和运动的"卫教对照组"似乎成效最小，三个月时的收缩压几乎不变，实验结束时的舒张压甚至还略升了一些。这项研究指出，超觉静坐对于高血压患者是有行为式减压的效果，在降血压方面的效果几乎是"渐进式肌肉放松组"的两倍。

静坐对身心的影响

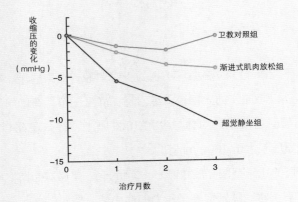

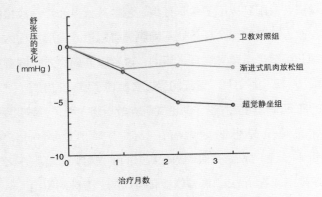

图 3-26　三组受试者的血压变化

图3-26经Wolters Kluwer Health同意，改绘自Schneider, R. H. *et al*. 1995. A randomized controlled trial of stress reduction for hypertension in older African Americans. *Hypertension* 26(5): 820 - 827.

静坐 的科学、医学与心灵之旅

祈祷能诱发内在韵律

在一篇刊登于知名期刊《英国医学杂志（*British Medical Journal*）》的研究中，意大利佛罗伦萨和帕维亚的研究团队，探究了持诵《玫瑰经》或持咒，对 23 名成人之呼吸和心血管系统的影响。

他们要求受试者以拉丁文持诵《圣母颂》50 遍、《玫瑰经》全文数遍，以及最通行的佛教心咒"唵嘛呢叭咪吽"，这个咒语以传统的方式，在呼气时缓缓默诵，每次约 10 秒，也就是每分钟 6 次。

每分钟 6 次的血压波动频率刚好近似于梅尔在 100 多年前所发现的人体内在的天然节律。最近的研究也指出了，梅尔频率可独立作为一个心脏病指标，只要心血管韵律不与其同步，身体的状态就无法顺畅地发挥功能。在受试者自然呼吸时量测，平均的呼吸速率是每分钟 14.1 次，而自由谈话时，呼吸速率虽然减缓了却不太规律，在持诵《圣母颂》或佛教心咒时，受试者的呼吸速率降至每分钟 6 次，心血管读数也是每分钟 6 次。

图 3-27 显示的正是呼吸速率和心血管读数的同步情形，分配波峰出现在每分钟 6 次之处。重复而有韵律的默诵祷词，在不刻意控制呼吸的情况下，也可能有助于减少呼吸速率；而稳定的呼吸速率反过来对心血管健康是有益的，为血液提供更多新鲜的氧气，如运动般能让身体对外界的压力情况有更好的耐受性，并使中枢神经系统恢复平稳。

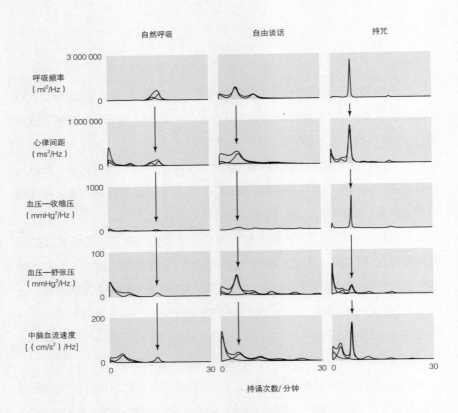

图 3-27　呼吸速率和心血管读数的同步情形

图3-27经British Medical Journal Publishing Group同意，改绘自Bernardi, L. *et al.* 2001. Effect of rosary prayer and yoga mantras on autonomic cardiovascular rhythms: comparative study. *British Medical Journal* 323(7327): 1446-1449.

静坐 的科学、医学与心灵之旅

20

副交感神经系统对消化功能的影响

问：我认为，要谈健康，不能不谈健全的消化系统。我注意到，你这些年来十分用心地推广良好消化功能对健康的重要性。

答：适当的饮食可以说是保持健康最重要的一环，提供我们一天所需的营养，我们却几乎没有机会去了解这些食物是怎么种出来的，又是怎么加工、烹调的。此外，我们大多数人总是吃得急急忙忙，既不把好好吃饭当回事，也不在意究竟吃了什么。

问问在场的各位就知道了，你们有谁在吃饭时，就只专心吃饭的？是不是都在顺便做其他事情，像是看报纸、看电视、检查电子邮件？（听众笑）

没错，我们只顾着把饭菜塞下肚，眼里看着饭菜，心里却老想着赶紧结束，好恢复"正常"的活动。然而，各种历史悠久的疗愈理论，不只是关注食物的质量，更强调"进食质量"的重要性。在过去，进食本身就是神圣的时刻，是需要珍惜、需要全心投入的，让身心和所要摄取的食物同步，所以，每个文化都有进餐前祈福的传统。我们会发现，在愉快的氛围下用餐，以感恩的心面对这一餐，这顿饭也更好吃了！

此外，不仅是用餐者的心态很重要，收获、制作食物的人也要用心。这就是我们为什么多年来一再强调，要以正向的心态种植、收成作物。对我们的心灵而言，重点不只是在于有机耕作的形式，种植者和收成者的用心同样是构成食物质量的重要环节，一点也不遑多让。从这个角度来说，我们谁都爱吃妈妈的味道，因为多少能从中尝到妈妈为家人做饭时灌注进去的爱和关心。有意思的是，食物的种种特性都能传递出背后的用心，包括香气、味道，甚至外观，成为深深烙印在记忆里那独一无二的风味。

问：我未曾从这个角度想过吃饭这回事！听起来，食物比我想得深奥多了，好像它们本身就有生命似的！

答：有滋养力的食物，本身必须有生命，要是"活的"！但是，我先回头答复你原本的问题。我们不懂食品，也早就吃惯了质量低劣的食物，最重要的是，我们吃得急急忙忙，这让问题更加严重。我敢说，就算不是每个人都如此，但大多数人的消化系统都很糟糕，不只是摄取的营养不均衡，连吸收也不正常。我们吃了太多加工和过度烹调的食物，不仅破坏了食物里的天然养分，还多了可能对人体有害的化学物质和衍生物。这可以说是各种消化毛病的源头。

（作者注：若读者想进一步了解健康和生机饮食的资料，请参考《真原医》一书）

问：这么来说，静坐能改善我们的消化功能吗？

答：要谈静坐和消化的关系，尤其是提升副交感神经、抑制交感神经系统的静坐技巧，肯定是有助于改善消化功能的。要理解这一点，先回头解释交感和副交感神经系统的差异，特别是和消化功能的关系。

交感神经是一个帮助我们度过危机的系统，在生死关头决定"打"或"逃"？在这种攸关生死的时刻，消化显然并不是不可或缺的。所以，过度活化的交感神经系统会关闭消化功能。如果你活在穴居时代，后面有只狮子追着你跑，消化功能很可能是逃命时最不会想要顾虑的一点！

顺着这些线索去思考，我们就能理解为什么交感神经过度活跃时，会抑制肠子的蠕动、关闭消化酶的分泌，包括消化功能第一关不可或缺的口水分泌，并使肝脏无法分泌消化食物所需的胆盐到小肠里，却去刺激肝脏将体内储存的复杂糖类（如肝糖）转化为葡萄糖，提供打退"狮子"时，短时间内所需的大量能量。

副交感神经系统所做的正好相反，它能放松身体，并会同时刺激胃肠的蠕动和排便、刺激唾液和消化腺分泌酶，包括由肝脏分泌的酶，以帮助消化。多年来，几乎没有人认为在放松时刺激消化功能是矛盾的。交感神经系统会刺激并调控每个器官，尤其是在生死关头不可或缺的功能，而不去理会消化这类与求生没那么相关的生理功能。副交感神经系统则正好相反，在放松全身之余的同时促进消化。大自然的设计，就是这么面面俱到！

这一环节将静坐和消化功能给联系在一起，身体恢复到基础的活动力，并活化副交感神经系统，促进消化，生理运作就完整了。正因如此，许多人在静坐一段时间之后，都会发现自己的消化功能有明显的改善。

21
姿势矫正与健康

问：到现在为止，谈的全是五脏六腑的功能，那么，人体的骨骼结构和姿势对健康有何影响呢？

答：姿势结构和功能永远是密不可分的，这个道理无论在生理、机械还是物理化学的系统都说得通。没有结构，也就不用谈功能。然而，现代医学往往忽略了身体姿势的重要性，只在各种先天畸形或意外受伤的变形病例才谈及骨骼结构，几乎很少提及一般情况下姿势对健康的影响，对于生活习惯和年龄所累积的细微变化，我们知之甚少。

举例来说，现代人多半习于久坐不动，总有处理不完的工作，成天忙着使用计算机这类电子产品，习惯采取的姿势是相当违反自然的，扭曲了身体的其他部位来配合手指、手臂和肩膀的过度使用。请注意，大多数人这么工作一整天下来，上半身都是往前倾的，肩膀、脖子和头部全往前伸，年纪越大，越是会驼背得厉害。人们大多时间的坐姿，一点儿也不符合正常的脊椎弧度。大多数人不习惯坐直，而是无精打采地窝着，这对脊椎又是额外的负担，长期下来会给脊椎造成很大的压力。然而，在症状出现之前，我们根本感受不到这种姿势

静坐 的科学、医学与心灵之旅

有什么问题，甚至意识不到症状和姿势的关联。在我看来，无论医护人员还是所谓外行人，对姿势结构和生理功能之间的关系都相当缺乏认识。

在这样的大环境下，**结构调整**或姿势矫正（尤其是脊椎）对健康的影响确实常被忽略。多年来，我一再强调**结构调整**是恢复身体结构完整的重要环节，所有历史悠久的医疗流派都知道这个概念。就像生理功能有所谓的正常基准，身体的姿势和结构也是有的，而且也有些方法能让姿势恢复正常，但在这里，我只谈静坐如何帮助矫正姿势。

问：静坐不是内心的锻炼吗？它是怎么影响姿势和人体结构的呢？

答：这说起来相当有意思，静坐确实会影响人体的结构。彻底放松，身心步调合一之后，人体的骨架通常会自行调整，以配合这样的心境。为数不少的静坐练习者都提过这个现象，这是他们的亲身体验，不是口头上说说而已。完全放松、端正的人，自然会采取对身心有利的姿势。也可以说，身心悠闲、运作良好的人，所展现出来的姿势，即是最符合自然的姿势。

从生物能量学的角度来看，完全放松的姿势能让体内的生命力或气顺畅流动，而将身体各部位导正到最自然的姿势上，对许多练习静坐的人而言，这是相当可喜的骨架变化。

问：所以，你才这么强调正确静坐姿势的重要性？

答：确实如此。以正确的姿势静坐，这个状态多少会烙进我们的记忆，而将正确的姿势与静坐练习的悠闲自在联系在一起，也有助于我们在做别的事时，保持同样的姿势。

问：你谈了人体的肌肉骨骼，关节呢？静坐对关节有帮助吗？

答：古人早已知道"关节多年轻，你就多年轻"，灵活的关节是保持弹性和行动力的关键，也是保持青春活力所不可或缺的。

静坐能让身体彻底放松，让关节更灵活，全身关节也随之更有弹性、更强韧，感觉就像全身刚做完一次回春疗程似的，长年的辛劳也随之消退。所以，多年来，我一直鼓励关节僵硬和关节退化的朋友多多练习静坐。

不只是关节变得强韧，就连皮肤也变得光滑有弹性，更年轻了，这不过是静坐放松并促进全身细胞更新的部分效果而已。此外，由于全身血管扩张，血液循环和引流的效果也变好了，身体组织获得了更好的滋养，所有的末梢神经在完全放松的状态下，运作也更为顺畅。这些效果综合下来，使得练习静坐的人显得格外神清气爽。

22
认知与社会层面

问：我听说静坐也会影响待人处事，光靠静坐，是怎么改变一个人的社会行为的？

答：真正有效的静坐，必然也会影响到一个人的行事作风与待人处事。"修行"这一词，光从字面上来看就有修正行为的意思，而行为和操守的合宜，正是身心与宇宙一体和谐的展现。人际关系的变化，可以说是供我们观察并理解自身行为的意义的一个窗口。既然连世界观都因静坐起了变化，我们的价值观不可能不随之而变，我们会发现自己不再那么争强好胜，不再那么嗜欲至深，也不再那么以自我为中心。

反过来，我们更乐于合作，流露性灵，也更慈悲，从只知获得，变得慷慨付出；开始思考自己能在人道理念下做些什么，自然会想帮助别人；也更能体谅他人的难处，包容彼此的不足，对别人的苦难不再无动于衷。我们在他人身上看见的全是自己，"平等心"一词再也不是说说而已。因此，在别人眼中我们若变了一个人，这一点也没什么好惊讶的。身边的人会觉得我们可爱多了，我们也感到自己更能与别人亲近了。

问：既然有这些成效，是不是能以静坐来矫正社会行为的偏差呢？

答：你说中了，正因如此，自从 20 世纪七八十年代左右的研究证实了"练习静坐对欧美国家的受刑人的确有正面影响"后，我和几个朋友一直在关注这个主题。这些社会学研究是以观察受刑人的攻击行为为主，并发现了练习静坐能减少攻击行为。练习静坐所带来的幸福感和高尚情操，也会降低狱中脱序行为的发生频率，研究结果指出，练习静坐后，狱中的违规率和处分率都降低了。

问：还有哪些人的社会行为也能因静坐而受益？

答：另一个我亲身接触多年的例子，就是让竞技项目的运动员练习静坐。无论在美国还是中国台湾地区，我都恰巧有机会教业余和职业运动选手练习静坐，结果令人印象相当深刻。静坐可以帮助运动员处理焦虑，所培养出的观照力则可以让运动员更专注于眼前的事，毕竟竞争激烈的项目是丝毫不容分神的。但是，除了改善运动场上的表现之外，更重要的是，静坐也能强化自信心，让运动员有能力与队友和教练好好相处。我亲身参与了这些训练，从他们热烈的反应更能感受到这一正向行为变化的威力。

另一群可能获益的就是学生了。无论哪个年龄层的孩子，都可以见到练习静坐的显著成效。我和众多在学校或家中教导静坐的老师，目睹孩子和同学、师长相处得更好，变化相当明显。一般来说，孩子会更有自信，练习静坐的孩子多半开朗、细心，且生活更有目标。

问：这些社会行为的变化，能用"高等认知功能的改善"来解释吗？

答：你会找到很多这方面的文献，几乎全部都指出静坐能带来正向

静坐 的科学、医学与心灵之旅

的认知改变。所谓的"认知"通常不只是指感官觉受，还包括推理论述的能力，也就是我们捕捉、诠释日常生活信息的能力。在这些方面，我和这一领域的研究人员都看到了受试者练习静坐之后显著的改善。

练习静坐，能让我们对周遭环境的感知更为敏锐，分析、推理、诠释、统整的技巧也有进步，就连记忆力都变好了，而这一切看来都是静坐所带来的影响。有意思的是，最新的脑部影像研究发现，不同的静坐方法会活化脑内不同的高等认知中心，这些结果正是今天所介绍观念的最佳实证。

（作者注：请留意，科学研究所搜集到的数据会因所探究的静坐方法而异，因此，所得到的结论可能相似或部分相同，甚至可能有所冲突。）

静坐对过动症患者的帮助（一）

注意力不足过动症，也就是一般人所熟知的 ADHD（Attention Deficit Hyperactivity Disorder），是最常见的儿童心理疾病，特色是当事人很难保持专注，也难以控制行为，外显症状为易冲动和长期的过度活动。

根据 2007 年的一项研究[1]，估计全世界约有 5.29% 的人口患有 ADHD，而美国 4—17 岁儿童青少年中约有 8% 患有 ADHD，这一心理疾病不光是干扰当事者，对同班上课的同学也有影响。一般常用派醋甲酯或安非他命类的药物治疗，这不只对人体有害，打乱人体的生理时钟，使食欲和睡眠减退，导致抑郁，甚至对 30% 的患者是根本无效的。

已有其他研究人员找出对治这一疾病的其他疗法，神经科学家弗瑞德·崔维斯博士（Dr. Frederick Travis）检验 18 名经诊断患有 ADHD 的中学生的脑波图（EEG），观察他们在计算机上进行具有相当难度之视动作业时的脑部活性。其中一组是进行第一次作业后立即学习超觉静坐，另一组则是隔了三个月后才学习静坐。这项研究的脑部活性指标是脑波的 θ/β 比例，比例低则表示作业进行时脑部较为活跃。经诊断为 ADHD 的患者，表示其正常清醒和专注状态的 β 波较低，而能够阻断大脑处理不相干信息的 θ 波较高。θ 波增加时，脑部开始阻断相关信息，而 β 波下降，专注力就会受损，结果就是难以长期保持专注了。[2]

---

[1] Polanczyk, G. *et al.* 2007. The worldwide prevalence of ADHD: a systematic review and metaregression analysis. *The American Journal of Psychiatry* 164(6):942−948.

[2] Orsatti, M. 2011. New study finds TM boosts brain functioning and help students with ADHD. *Transcendental Meditation Blog*.

静坐 的科学、医学与心灵之旅

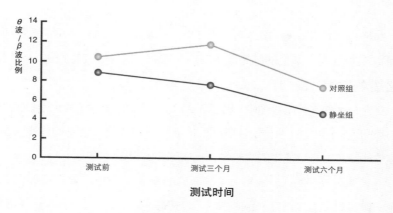

图3-28 脑波的 θ/β 比例图

　　研究结果显示，学习超觉静坐之后，脑波图的 θ/β 比例下降了；而在进行第一次作业后立即学习静坐的学生，在三个月时的 θ/β 比例即有明显下降，到了第六个月时降得更低了，降幅达 48%，由 8.8 降到了 4.6。另外，对照组的 θ/β 比例则比研究开始时还高，直到隔了三个月开始学习静坐之后，才由 11.7 降至 7.4。这两组的学生在接触超觉静坐之后，进行测验时的脑部活性都提升到了接近一般正常的范围。θ/β 比例降低 48% 的惊人降幅，比起药物治疗一般不到 3% 的降幅，两者差异是相当显著的。

图3-28经Dr. Frederick Travis同意，改绘自Travis, F., Grosswald, S., and W. Stixrud. 2011. ADHD, brain functioning, and transcendental meditation practice. *Mind & Brain, The Journal of Psychiatry* 2(1): 73–81.

静坐对身心的影响

静坐对过动症患者的帮助（二）

　　神经科学家弗瑞德·崔维斯博士（Dr. Frederick Travis）检验18名经诊断患有ADHD的中学生的脑波图（EEG）研究，这项研究也更进一步检测了这些孩子的脑波合一性。

　　在合一性的差异比较图中（见图3-29），图中散布的点代表不同的电极，点与点间连接的线段，则显示电极间的局部合一性差异。合一的程度以连接各点的线段来显示，连接的线越多，代表脑波的合一性越高。一般来说，视动作业表现比较好的人，通常各个频率的脑波合一性也比较好。图3-29中的第一排是对照组在前三个月内未学习任何静坐时的脑波合一现象，在扣除基准点的脑波合一性之后，可以看出这些受试者的脑波合一性很低。同一群受试者从第四个月开始学静坐，并在第六个月后再次测验，他们的脑波合一现象正如第二排所示，有了明显的增长。最下排的图则是第一次测验后立即学习静坐的孩子，在静坐三个月后的检测结果显示出高度的脑波合一性。

　　也就是说，练习超觉静坐的受试者（图3-29中的静坐后的对照组和静坐组），他们在进行有难度的作业时，额叶、顶叶、脑部前后的 θ、α、β 波合一性都有显著增加。合一性增加的现象反映出受试者专注力、脑部处理信息的能力、语言技巧、行为和情绪控制都有所改善，一般被认为是分析思考基础的自我意识也有所提升。这项研究为医护人员开启了一种全新的可能，也就是采用静坐作为治疗ADHD儿童患者天然的替代疗法，或许能帮助这些孩子克服学习上的困难。

静坐 的科学、医学与心灵之旅

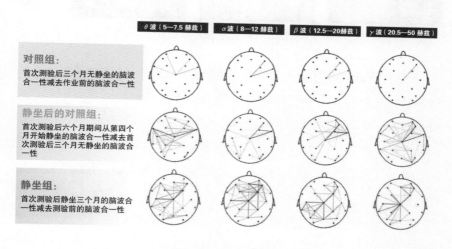

图 3-29　脑波合一现象图

图3-29经Dr. Frederick Travis同意，改绘自Travis, F., Grosswald, S., and Stixrud, W. 2011. ADHD, brain functioning, and transcendental meditation practice. *Mind & Brain, The Journal of Psychiatry* 2(1): 73–81.

长期静坐者的脑部比较活跃

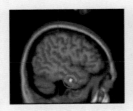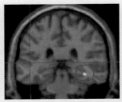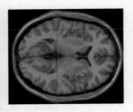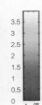

图 3-30　长期静坐者的脑部影像

　　脑部灰质的体积和密度向来是衡量静坐时反复活化某些区域后之脑部结构变化的指标。这项研究囊括了 40 名受试者，其中 20 名是练习观照静坐的人，另 20 名则从不静坐，研究人员分别测试他们在静坐时哪一个脑区是比较活跃的。图中的色阶，代表静坐者较非静坐者在灰质增加程度的 t- 值。在 MRI 显像中，白点或白色区块表示最高的灰质增加程度（见图 3-30 中红圈标示）。

　　长年静坐者的核磁共振影像显示，他们的灰质密度较高，左侧颞下回（见图左）也比较活跃，而且活跃程度与练习静坐多久是相关的，这一现象支持了"常练习静坐的人，灰质密度会增加"的想法。

　　此外，右边的海马回也有活性增加的现象，尤其是海马旁回（见图中）更为明显，这个位置是留存情绪记忆、控制反应性和感官功能的区域。右前脑岛（见图右）的灰质较多，这意味着静坐会增加内感受觉和内脏感觉，而这正是因为观照静坐强调对身体的觉知之故。这项研究证明，透过静坐练习而反复活化特定脑区，可能会令脑部结构产生显著的变化，而且与提升注意力和记忆力等正向的认知效果相关。

图3-30经Oxford University Press同意，转载自Hölzel, B. K. *et al.* 2008. Investigation of mindfulness meditation practitioners with voxel-based morphometry. *Social Cognitive and Affective Neuroscience* 3(1): 55-61.

静坐时额叶变得活跃

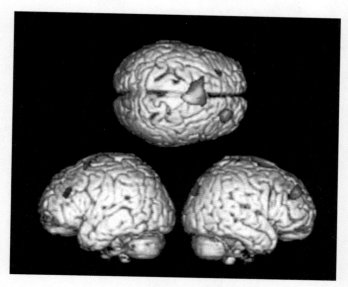

图 3-31　静坐时的额叶活化现象

　　这项在德国进行的研究，自杜塞道夫大学招募了 6 名有宗教信仰（德国本土福音教派）的受试者，以及 6 名自称无宗教信仰的学生作为受试者。所有受试者必须背诵《圣经》诗篇 23 的第一节，并反复持诵。在持诵诗篇时，常以祈祷静心的福音教派受试者，以正电子扫描影像显示，他们额叶的前部和中间（包括背侧前额叶皮质、背内侧前额叶皮质、右楔前叶）有明显的活化现象。这些区域（如图中红色到黄色的区块）的活化和注意力、记忆提取及对念头的反射性评估有关，意味着祈祷静心或许可以提升认知功能。

图3-31经John Wiley and Sons同意，转载自Azari, N. P. *et al*. 2001. Neural correlates of religious experience. *European Journal of Neuroscience* 13(8): 1649−1652.

单光子计算机断层摄影

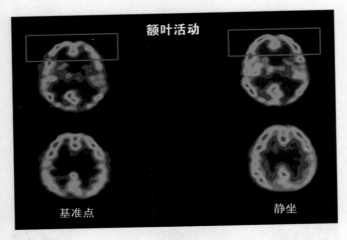

图 3-32　静坐后的额叶活动

单光子发射计算机断层成像（SPECT）可以量测血流量，也能反映出脑部的活性。这项研究以 8 位资深的藏传佛教静坐者为对象，根据其自我陈述，都是长期规律练习静坐达 15 年以上的资深静坐者，此外也纳入了 9 名对照组受试者，作为单光子断层扫描结果的比较基准。

一开始的扫描结果显示，对照组和长期静坐组的影像是十分相似的。然而，在静坐约一个小时之后，静坐组再次接受扫描，这时的单光子断层扫描影像显示额叶的血流量大增，包括扣带回、下额叶皮质、眼眶额叶皮质、背侧前额叶皮质和视丘，而额叶变得活跃是与需要专注的作业有关的，这意味着静坐能提升专注水平。

图3-32经Elsevier同意，转载自Newberg, A. *et al.* 2001. The measurement of regional cerebral blood flow during the complex cognitive task of meditation: a preliminary SPECT study. *Psychiatry Research: Neuroimaging Section* 106(2): 113–122.

静坐 的科学、医学与心灵之旅

23

情绪脑对身心平衡的影响

<u>问</u>：前几次演讲，你谈到正向的念头对水分子这类物质结构能造成重大影响，除此之外，正向的念头也能直接影响大脑吗？

答：我们所感知的世界不过是各种感官信息的总和，而这些信息又全是透过感官所捕捉而来的电子信号，只是这些感官信息赋予了万物看似坚实不虚的错觉，再加上左半脑掌管分析和逻辑思维的功能占了优势，于是，我们所感知到的世界便被简化为数字、事实和理性，与真相越离越远。

右半脑就像是摄影师或艺术家，先捕捉完整的画面，不拘泥于细节，然后才开始区分各部分的不同；而左脑正好相反，它总是先分析过去的经验，以此推理出各部分之间的关联。可以这么说，右脑看见了能量形态，左脑则精于做出时空的区隔。没有左脑，就不会有语言。人类经过多年的演化，左右半脑早已失衡，人类社会可以说是由左脑人组成的。

事实上，我们对现实的感知失真程度远不止于此，还要加上情绪脑捕风捉影的渲染。

左脑与右脑之别

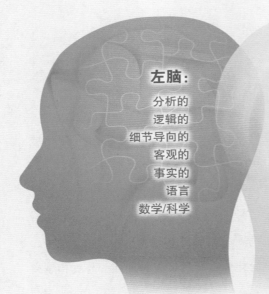

左脑:
分析的
逻辑的
细节导向的
客观的
事实的
语言
数学/科学

右脑:
直觉的
情绪的
宏观导向的
主观的
想象的
图像
音乐/艺术/哲学

图 3-33　左右脑之别（一）

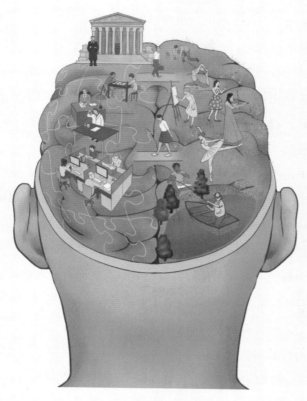

图 3-34　左右脑之别（二）

　　人类心智的研究已经证实，某些功能是由特定脑区所负责。也就是说，左脑和右脑两个半球是有明确分工的（见图 3-33 和图 3-34）。举例而言，语言、理性分析、规划与决策是和左半脑相关，而对刺激的关注（如视觉空间信息的处理）、艺术、创造力和直觉则与右半脑有关。所以，没有左脑，人类就不会有时间的观念，也无法透过语言交流，而右脑则将世界视为各种能量模式的展现。

问：等等，你刚刚说大脑里还有一个区域叫作"情绪脑"？

答：情绪脑又称大脑的"边缘系统"，位置靠近脑干，就在衔接左右半脑的胼胝体附近，一般认为是较原始的大脑区域。这块区域的功能就像是筛选所有感官信息的"滤波器"，掌控快乐、悲伤、恐惧、愉悦等情绪和长期记忆。由于位置特殊，邻近于接收感官数据的区域，边缘系统很容易拦截这些信息，"贴上"正向或负面情绪的标签后，才让这样的感官数据"过关"。

从这个角度来看，它的作用就像感官信息的滤波器，所产生的大脑反应则离不开情绪，而且总是连着这些信息一同处理。可以这么说，少了边缘系统加上的情绪标签，感官信息到不了更高功能的区域，因为这个情绪标签能帮助大脑迅速地将进来的信息分类为正向、负向还是生死攸关，让大脑能更快做出反应，提高效率。然而，这也意味着，情绪脑在我们所有的决策过程中，都拥有重要的发言权。

事实上，边缘系统有一个特殊的区域称为"杏仁核"，是一个调节恐惧和攻击性的杏仁状结构。杏仁核活跃时，它把持了边缘系统，将所有的大脑活动导向主宰逻辑分析的左脑，同时关闭艺术性的右脑。此外，它会通过交感神经系统启动"打或逃"的反射反应，并关闭副交感神经系统所负责的放松反应。

想想，我们从清晨到夜深，无不生活在高度压力之下，对生存的忧虑和不确定感节节高升，这两者正是滋生慢性恐惧的温床。恐惧，应当说是长期恐惧，塑造了现代人的生活，让人笼罩在黑暗、绝望、没有出路的感受里。

边缘系统（情绪脑）

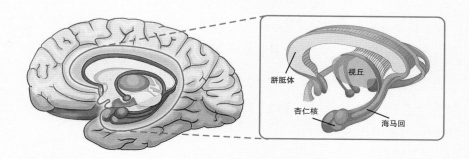

图 3-35　边缘系统各组成部分

　　边缘系统是一组大脑解剖构造的总称，包括海马回、杏仁核、视丘和胼胝体，负责调节大脑的情绪，又有"情绪脑"之称（见图 3-35）。边缘系统掌管多种脑部功能，包含行为、情绪、记忆、动机和嗅觉，可以说是专门负责在输入的感官信号加上情感标签的过滤器，从而左右脑部对外在世界的高层认知。

　　具体来说，杏仁核是恐惧的中枢，杏仁核活化时会关闭右脑的运作，交由左脑主导，启动交感神经系统，并抑制副交感神经系统。

　　静坐能影响边缘系统，使人更能依自己的心意控制这些功能，促进放松反应，对人生有较正向的观感。如此一来，当事人更容易专注，较不容易因内心的自我对话、情感和生理反应而分神。

问：你所描绘的模式，我听明白了。那么，从你的角度来说，不跟着这一恐惧起舞，就能挽回人生的颓势。是这样的吗？

答：不随恐惧起舞，或说消除恐惧带来的影响，可以说是我近年来主张的疗愈和教育方法的前提。

以疗愈而言，不随恐惧起舞是感恩静坐的基础，而感恩可以说是克服恐惧最有效的解药。打从心底真诚感恩的人，是感受不到恐惧的，任何濒临恐惧边缘的感受，都会消融于感恩之中。感恩的心境所带来的喜乐和平安感受，使大脑能平衡地接收左右半脑的信息，整合逻辑与直觉、理性与创意、论述与抒情。同时，感恩的心境还会引发副交感神经的反应，让身心得以彻底放松。

正因如此，在儿童教育方面，我才主张健全的教育需要开朗而且明亮的学习环境，并以正面鼓励作为唯一的教养策略，除了强调分析式的教学之外，也不忘记创造力、道德情操和伦理价值的重要性。没有恐惧的成长环境，以及左右脑均衡课程的熏陶，能培养出自信的孩子，身心均衡，而且自然流露出智慧、创意、快乐。

希望在座的各位能全面地看待这些观念，并明白适当的静坐练习其实是符合科学精神，并有实证支持的。

24
创意心灵

问：你提到静坐能够使心境悠闲自在、更具创造力。持续放松能让人自然悠闲下来，这个道理我明白，创造力又是怎么来的？静坐怎么有办法促进创造力？

答：人类创造力的基础，在于凭经验、更重要的是凭直觉来面对生活里的状况，不受限于已知的规范，而能提出一个不同于流俗的解决方案或观点。对众人习以为常的事物，能够提出令人耳目一新的说法的人，我们会觉得他很有创意，无论他所创作的是实质的物体、观念，还是超出常规的解决方案，全是创意的展现。

从这个角度来说，创意将心灵由一般人预期的正常范畴中释放出来，激发人们找出现实常规之外的全新模式和规则，而自由、悠闲、没有盲点的心灵，自然就会流露出创意。很早之前就有人提过，唯有失去头脑的限制，才能成就充满创意的心灵。

创意心灵同时也是一片空白的，只有空白的心境才能反过来看世界，处处发现难以言喻的惊喜。就是这样空无一物的心灵，才能不带偏见，构造出美丽而新颖的形式，那过程犹如一种反向工程，心灵一开始早已胸有成竹，只是试着把心里所见重新描绘、建构出来而已。奇怪的是，自古以来的所有伟大作品，无论是艺术还是科学等领域，创作者在动手之前，心里已有了明确的构想。这一点，可供各位思考。

问：你刚刚的意思是说，我们生来就是有创造力的，只是因为后天的教养堵塞了心灵而无从发挥，是这样的意思吗？若真如此，我们是怎么一点一点地失去创造力的？

答：是的，说得真好。正因如此，我才老是说每个孩子生来都是天才，能自由地创造、茁壮成长，并自由地给予。然而，过度的心机算计，要求遵守死板的规则，反倒让我们越来越看不清现状以外的大局。

这一点，虽然教育制度有其影响，但问题不见得全在于此，而是人类这个物种与生俱来的限制所导致的。同样的，在整个人类的演化过程中，"适者生存"才是背后真正的动力，有利于存活的遗传性状，也就是透过一套在各种情况下都可行的规则和常轨、把人生合理化的能力，这才通得过演化的筛选，代代相传而发扬光大。而个人的创造力，对物种整体的生存其实没那么重要，除非这一创造力能强化整体的存活能力。

虽然我说过，比起大人，**孩子生来是自由的**。然而，事实的真相是，通过一代又一代的教条灌输，个人（包括孩子）的遗传特质一定是不利于个人发挥创意的。然而，孩子之所以仍然较有创意，正是因为他们不像大人一样习于正经八百的教条，也不那么害怕风险。只是，随着孩子渐渐长大，创造力开始慢慢消退，反应变得可以预期，就和别人没什么两样了。

问：感觉上，对于孩子该如何教养，你是有很多想法的。既然如此，你认为最佳的儿童教育体系该是什么样子？

答：你说得没错，多年来，我一直主张所谓的"全人教育"，希望在教养孩子时能一并考虑身心整体的状态。也就是说，孩子不只是知识、事实和逻辑推理的总和。孩子的成长，打从一开始就是由情绪感受、好奇、希望和正面鼓励来推动的。孩子对这个世界的反应，不是只能透过记忆、语言表达和写作而已。最佳的教育系统可以帮助孩子成功，而不是让孩子失败。这样的教育系统应该体现合作共存和宽容的心态，而不是竞争和应该考几分。这样的教育系统能解放心灵，看到表相之下更远大的全局。最后，这样的系统终将滋长出**静坐的心境**。

只要想想这种全然不同的教育观念，就能明白我们的教学方法和成果会有多大的不同，孩子有更多时间是在玩乐中学习，教学上也更强调艺术、劳作、视觉空间的建构，更多正面的鼓励，不过于注重分数和竞争。最佳的教育系统不应该只局限于强调事实和逻辑推理的左脑世界，而偏废了追求艺术和想象力的右脑乐趣。

问：感觉上你要说的是，孩子后来并不是真的失去创造力，而只是创造力在生活的洪流里淹没甚或遗忘了，而静坐则可以把创造力带回来。

答：你说中了一部分。冥想确实有移除"滤波器"的作用，让人生真相更为清晰透明，解放了心灵，得以实现全部的潜力。之所以说你只说对了一部分，是因为孩子透过静坐所能抵达的境界，远不只是发挥潜能而已。静坐能敞开人的胸怀，接纳远大于人类有限现实的种种可能。说得精确些，正确地练习静坐，能将心灵推展至不可思议的无限可能，所培养出来的天赋心灵，毫无障碍，也不受死板的规则所拘束。这是圣人之心，这样的心灵才能引领人类进化迈向智慧，也就是所谓的**"般若空性（prajña）"**，并提升灵性。这一切，是否对你有意义呢？

问：我对静坐比以前更感兴趣了，但我知道自己对你所谈的深奥理念其实只有粗浅的理解。

答：无须担心，也不用试着去捕捉刚刚谈了什么微言大义，这和你不该担心"静坐能带来什么"是一样的道理。事实上，我在很多练习静坐的人身上，都看到他们犯了同样的根本错误。

说到静坐，一般人问的不外乎正确的坐姿、腿怎么摆、该怎么静坐，以及各式各样关于静坐时种种觉受和现象的问题。然而，真正重要的问题还是在心灵层次，也就是心灵是如何看待人生真相的。而静坐的有形变化其实只是让人迷途的花招，只是表相的不断变化，并不像它们表面看来那么重要。

25

生命力及意识场引动身体变化

问：看来，你认为放松是静坐能让人获益匪浅的关键，而这种放松的状态则是源自大脑的变化。你接下来会做出"脑部的变化先于一切"的结论吗？换句话说，身体的诸多变化全是由脑部的变化所引发的吗？

答：根据正统科学现在所能提供的数据来看，你说的是对的。也就是说，脑部众多变化所产生的信号影响了每个身体部位和系统。一个念头就能改变我们眼中的身体和世界，一刻可以造就永恒，对我们的身体都能发挥显著的作用，更何况一般的生活方式。

请注意，交感神经系统所引发的紧张和收缩，透过由脊髓分支而出的诸多神经，影响五脏六腑。从这个角度来说，交感神经系统对心、肺、肾上腺、肠道、膀胱等的控制相当精细且具体。另外，副交感神经系统就单纯多了，它主要控制的是脑干和高等的大脑中枢，这两者是放松身体和脏腑的重要枢纽。就事论事来看，这两个神经系统并不完全是彼此的镜像而已。

很多年前，大约三十年前吧，有一天，我才突然意识到这个区别是多么的显而易见，正因如此，这么多年来我一直把静坐视为恢复身心健

交感神经系统与副交感神经系统

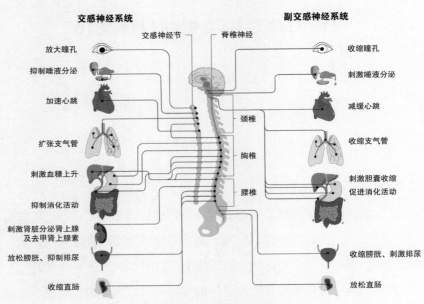

交感神经系统　　　　　　　　　　　　　　**副交感神经系统**

放大瞳孔　　　　　　　交感神经节　　脊椎神经　　　　　　　收缩瞳孔

抑制唾液分泌　　　　　　　　　　　　　　　　　刺激唾液分泌

加速心跳　　　　　　　　　　　　　　　　　减缓心跳

　　　　　　　　　　　　　　　颈椎

扩张支气管　　　　　　　　　　　　　　　　　收缩支气管

　　　　　　　　　　　　　　　胸椎

刺激血糖上升　　　　　　　　　　　　　　　　刺激胆囊收缩
　　　　　　　　　　　　　　　腰椎　　　　　促进消化活动

抑制消化活动

刺激肾脏分泌肾上腺
及去甲肾上腺素

放松膀胱、抑制排尿　　　　　　　　　　　　　收缩膀胱、刺激排尿

收缩直肠　　　　　　　　　　　　　　　　　放松直肠

图 3-36　交感神经系统与副交感神经系统

　　交感与副交感神经系统对人体主要脏器引发的反应非但不同，而且往往截然相反（见图 3-36）。

　　交感神经系统促进所谓的"打"或"逃"反应，使心跳加速、血管收缩、支气管扩张、消化功能暂停、焦虑出汗。另外，副交感神经系统则使心跳减慢、血管扩张、支气管收缩、促进消化、让身体放松而平静下来。

　　现代人的生活方式几乎完全被交感神经系统所主导，一刻不停，因为压力已成了我们习以为常的因应模式。静坐可以让身体重回平衡与安宁，活化并延长副交感神经系统的作用，促进正常的身体功能，预防并对治交感神经过度活跃的后果，包括对心血管造成的压力、焦虑、沮丧、注意力缺乏等身心失衡的后遗症。

静坐 的科学、医学与心灵之旅

康的关键。说得精确一些，只要一念放松，就能让副交感神经系统接管整个身体，让五脏六腑全部放松。也就是说，不需要针对个别的身体部位和脏器逐一练习放松，只要心灵学会了放手，全身也跟着松了。

问：你提到的，依照"正统科学"，这套说法是对的，这话听起来好像在暗示着在脑部发生变化之前还有什么在掌控似的。静坐还有哪些重点，是你认为重要但之前还没提到的？

答：你让我不得不踏进一个平常很少谈的领域，因为受限于用词和所面对的听众，我通常能不谈就不谈。其实，事情的真相是，身心之间是有个东西在联系的，我们通常称之为"意识"或"意识场"。

意识场是什么？就是一个高速自转的螺旋场。常有专家把意识视为电磁场或某种类型的物理场域，但实情并非如此。所有超导体和信息场，在本质上都是高速自转的螺旋场。心灵清明无碍时，就由这一场域接管，使我们与全宇宙能和谐地连接在一起。身体也是一样的，当身体没有阻碍，气脉全通了，便由意识场（也可称为生命能量）接管，而身体的功能反而发挥得更好了。从这个角度来说，所谓生病，也就是原本自由流动的能量塞住了，因而受限甚或扭曲的过程。

同样的，练习静坐能打通这些生命能量的通道，使身心完全合一，并扩充至周遭的一切，那一刻，我们可以说是与宇宙合一了。我们的身心自然会感觉舒畅，并发挥最佳的效果。

我这里所说的，正是古人所谓的**定（samādhi）**，也就是注意力聚焦于一的"止"的基础。气脉没有完全打开的话，要想入定是绝对不可能的！

不需要为了正统科学还无法测量意识场、生命能量或气而担忧，这一天早晚会来临的。到时，我今天解说的一切都会获得科学的支持，千百年来宗教和哲学流传下来的智慧也终将得到验证。

在许多方面，我这里所提到的改变，一如医学在过去两百年来的变革，像是诊断方法由粗糙的解剖、病理、生物化学，进展到比以往任何时候都更加微细，也不那么具有侵入性的影像诊断。过去一百年里，我们从X光进展到计算机断层扫描、磁共振成像（MRI）、功能性磁共振成像（fMRI）、正子断层扫描（PET）、单光子发射计算机断层成像（SPECT），不断推陈出新。我等待着，总有一天，能够很容易就取得生命力或意识能量的影像。

问：哇，你刚刚所说的，真是前所未闻。你会不会认为静坐的目的就是要打通气脉呢？

答：嗯，我们应该把这当作长期练习静坐的自然结果，而不是当成目标来追求。即使气脉是相当微细的能量场，至少是比身体微细，但它本身仍是一个物质性的实体，仍然是无常而不可能不变的。别忘了，真正的静坐是一趟自我探索的旅程，在这个过程中，身体的变化是难免的，我之前已经介绍过了。但紧抓着这些现象不放，反而耽搁了正途。请记得，静坐是"舍"重于"得"的。

肆

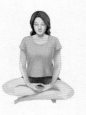

理解实相——一段灵性之旅

26
静坐的心理层次

问：显然一般人谈到静坐，还是偏重于技术性的研讨及现象性的变化，而你似乎认为，对练习静坐的人而言，这个层次的理解是比较低阶的。

答：是这样没错，对人生真相的领悟才是静坐背后的**主要动力**，是我们练习静坐的宗旨，而静坐只是安顿梳理心灵，让心灵得以面对人生真相的手段，除了帮助我们领悟之外，别无其他目的。其余的一切，可以说是彻悟后的延伸，或说自然而然的结果。

问：若真如此，如果有人已经能够看清何谓"真实"、何谓"虚幻"，他不见得要练习静坐的。

答：一点儿也没错。如果已经彻底领悟到人生真相，静坐根本是多余的、完全不必要，甚至可以说是虚掷光阴的。事实上，静坐到头来反而让那再明显不过的真相蒙上了一层迷雾，增加不必要的复杂。练习静坐，是无法让领悟增光添色的。

问：既然如此，我们在这里费事谈什么静坐呢？

答：静坐的重要性，在于能够打通头脑因过度使用而造成的死角，是一个让心灵的波涛汹涌平复下来的过程，风平浪静后，我们可以看得更为真切。事实上，我们从静坐中得不到什么，因为所需要的一切早就在那儿，只待我们去发现。从这个角度来说，静坐不过是清除忙碌心灵表层那些垃圾的过程，是一个让头脑安静下来、开放注意力的技巧，让心灵得以将注意力转向湍流之下更深的意义。

问：那么，没练习过静坐的人，可能达到这个境界吗？

答：当然！回头看看人类历史，你会发现无论有没有练习过静坐，一直有人是从幻相中顿时觉醒的。这是因为心灵的本质始终完美无缺，而这一事实始终在静静等待我们的了悟。

问：那么，为什么了悟你说的人生真相的人，可以说是寥寥无几，大多数人仍然执迷不悟？

答：我们把生活弄得压力满满，让心灵笼罩在层层迷雾里。只有看清了层层迷雾，才能直探心灵单纯的本来面目。

悟道在人类历史上是永不受影响，也永远不会失落的，只待因缘具足，该悟的就悟了。领悟这事并不是模仿得来的，也没有具体的路径可循，除了任由直觉引路之外，别无他途。

问：你的意思是，学静坐的重点只是对人生真相的领悟，还有别的吗？

答：你说呢？还有什么比明白我们自己的真相更重要的呢？

问：尽管如此，就我所见，你这些年来始终不遗余力地教导静坐，由最基础的开始，一直到静坐的各个层面，包括与健康相关的身心变化。

答：因为这两者是相辅相成的，宁静而有觉察力的心灵才够成熟，才足以面对更深刻的人生真相。培养这种心境，正是静坐的拿手专长。另外，光是谈静坐的技术面也只是白费精力，徒然把静坐矮化成一种身心锻炼，静坐不该只是如此而已。

27

特异的身心变化

问：你以平易近人的方式，分门别类地介绍了静坐，能否也请你如此循序渐进地解说静坐的身心变化，让我们更容易掌握呢？

答：我们的身心在还没练习静坐之前，可以说是非常浊重的，充塞了杂念和烦恼等心灵垃圾的染污。练习静坐后，种种分心杂念和不断流转的思绪开始安顿下来，甚或消失无踪，我们的身心就会变得更放松。

在这个由浊重到轻安、由粗糙到微细、由混浊到透明的过程中，我们的身心会一一体验到能量结的释放，神经系统的变化也随之浮现。这些能量结松脱时，会引发疼痛、麻木、悲伤等觉受，但只要这些结真正松了，负面的觉受可能蜕变成相反的感受。原本疼痛的地方，在身心或身体打结的地方松开后，会变得轻松，甚至有快感。悲伤的人在敞开心胸后，终于尝得出幸福的滋味。事实上，只要锲而不舍地练习静坐，是可以尝遍所有人生况味的！

就连荷尔蒙也会发生相当有意思的变化，因全身放松的程度而异，并且都是可以检验得出来的。荷尔蒙的变化，反映了身心正在"返老还童"。

静坐 的科学、医学与心灵之旅

当然，这是比较极端的例子。一般来说，老练的静坐者，体内的荷尔蒙反应和年轻人比较接近，也反映了他的身心状态。经典常提到上颚所滴下的"甘露（梵文是 *amrita*，अमृत）"，当作"长生不老"的灵药来谈。我们现在可以把这一切变化归于荷尔蒙在"返老还童"的过程中变得活跃了的缘故。这些经典的文句都是能亲身体验的。事实上，这些解说完全经得起现代科学数据的验证，一点儿矛盾都没有。

随放松程度不同，身体的变化可以说是层出不穷。事实上，消化、循环、肌肉骨骼等系统，都能因所对应的气脉打通了，而产生各式各样与放松相对应的明显征兆。

同样的道理，也可以说明心态的变化。静坐是能让人"转性"的，举例来说，原本眼中只有自己的人，变得慷慨大方了起来。然而，这些心结打通时，当事人往往会陷入很深的自我厌恶，因此倍受煎熬。一个人的人格特质越是封闭、固执，这种变化就越明显。因此，在自我探索的旅途上，我们会经历所有的情绪和心理状态，挖得越深，越是让人心里不好受，真挖到骨子里，几乎世界全翻过来了。依人的性格倾向不同，可能在自我探索的旅程中体验到难以忍受的悲痛，或正好相反，获得难以形容的喜悦。

问：我经常听到有人因静坐而产生了灵力的变化，能感应到一般人看不到的东西。这是真的吗？万一发生这些变化，该怎么处理？

答：要回答这个问题，我们必须先回去谈心灵，尤其是看看它所能达到的全部潜力。我们通常只信赖日常生活用得上的感官和推理能力，才能掌握自己对现实生活的感知和论断是否正常。这一来，就没有多少空间留给所谓的"极端"或"异常"，包括超感官能力（特异功能，ESP），甚至包括灵性经验。

静坐能降低生理年龄

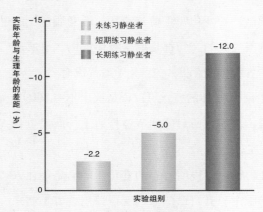

图4-1 长期练习静坐可降低生理年龄

　　静坐既然有这么多身心健康的益处，也难怪有不少人认为静坐能减缓老化的过程。科学家针对老化的生理和形态特征进行观察，依照各种比较不同身心功能的检验结果，可以估计出一个人的生理年龄。相对于出生之后所经历时间长短的实际年龄，生理年龄反映的是细胞层面的健康情况，评估体内的细胞和组织离死亡还有多远。

　　针对静坐如何影响老化过程的一个实验中，73 名练习超觉静坐或更高层的"超觉静坐悉谛"的受试者的生理年龄显著低于 11 名对照组受试者。对照组受试者的生理年龄平均比实际年龄少 2.2 岁，平均静坐经验 2.8 年的短期静坐者的生理年龄比实际年龄少 5 岁，而平均静坐经验 7 年的长期静坐者，其生理年龄则比实际岁数少 12 岁。这些结果显示了，练习静坐的时间和生理年龄之间的反相关，静坐越久，生理年龄越是年轻。

图4-1经Informa Healthcare同意，改绘自Wallace, R. K. *et al*. 1982. The effects of the Transcendental Meditation and TM–SIDHI program on the aging process. *International Journal of Neuroscience* 16(1): 53–58.

静坐 的科学、医学与心灵之旅

要是我说，我们所感知的现实，只不过是整体真相的一个小片段，你们会作何感受？感官虽然让我们得以认识眼前的现实，却只捕捉得到有限的信息，限制了我们对真相的认知，把我们的种种觉知都限制在狭窄而扭曲的视野上。

所谓的"神秘"或"通灵"，不过是心灵对真相的直观，也可以说是不被感官干扰的现实，却被我们打入了"迷信"或"不正常"的冷宫。换句话说，我们在此要面对的事实是，心灵是可以不借由感官的传导和干扰直接去感知真相的。若没有亲身体验与了解，很难接受这一事实。因此，我鼓励各位亲身体验，自己去发现这一点。

事实上，开放而无碍的心灵本质就是神秘的，本身自然是通灵的，在这种情况下，心灵不需要借助任何媒介，自然能接纳各种形式的真相。它知道一切，只因它本来就与万物合一，因而超越了时空的局限。从这个角度来说，开放无碍的心灵本身就是神圣的，了悟身心的平等无别，深知身心是一体的两面，密不可分。

懂了这一点，你就会明白心灵是无所不能的，包含了无限的可能性和能力，相较之下，所谓的"通灵"和"特异功能"，不过是大脑所发挥的一点小小潜能罢了，就像汪洋大海里的一滴水。通灵能力本来就是自然的心灵表现，大家对这个主题竟然这么热衷，不惜为此争论不休，让我感到十分惊讶。

有意思的是，我们的老祖宗早就知道这些。古人对这一现象的态度更为开放，也更容易接受。他们不那么唯物，并且通过亲身的体验，知道心灵的威力确实无穷，反倒是现代人动不动就为此大惊小怪。我们可能认为自己的科技相当先进，但在灵性这方面，比起古人，我们还有很长的路要走。

问：静坐要练习到什么地步，才会出现这些通灵能力？

答：看来你很迷这个话题，和大多数练习静坐的人以及听众是一样的。心灵的通灵能力，不过是彻底放松后所开发的众多能力之一，本身并不具有任何特殊意义，可能一阵子就没了，和其他的一切一样地无常。

至于你的问题，我要说的只是，气脉打通时，一定会引发身心的变化，包括神经系统、荷尔蒙等，就像前面提到的创意心灵，气脉多通畅，通灵能力就有多宽广。气脉越通，创意心灵就越开阔，灵力变化也就越明显。我相信，这个观点能帮助你诠释这一切的现象变化，包括通灵。

问：那么，在经历这些深刻变化时，我们该怎么做？

答：首先，这些变化根本说不上深刻，本身也不具有任何意义。静坐的重点不在于经历了哪些现象，无论这些体验是粗重、微细，通不通灵，都是一样的，只是我们心灵归乡之路上的众多无常变化之一。没有什么比自我了悟更重要，这是我们必须坚持的心态。

至于对这些现象跃跃欲试的朋友，我常提醒他们，**最高的通灵能力就是智慧本身**。智慧能包容一切，解决所有的问题。安住于智慧之中，就不会再想谈什么通灵或心理变化。我们所讨论的这些现象和心灵本身的广阔无际相比较，只是宁静海洋上的一圈涟漪。

这么说，还清楚吗？

无论如何，你可以自己一一探索的，别走偏了就好。

28
通灵、微细身心变化与悟道的关系

问：我知道你不断提醒我们，追逐这些特异的身心变化，只是舍本逐末的徒劳之举。然而，我还是要承认，不光是我觉得这些变化很玄，我相信在场的听众也和我有同感。这些现象在经典里出现的频率之高，本身就反映了一般人对这个主题的兴趣。我想问的是，这些通灵现象真是像你说的循序渐进？还是随机出现而难以捉摸？

答：我们大多数人对特异现象都免不了好奇的，这就是人性。换个角度来说，这也反映了我们身为人类活得多么受限，多么希望自己能拥有更多更不寻常的能力。我相信，没有一个小孩不曾幻想过，只要肯下功夫苦练，自己就能飞上天，或拥有其他的特异功能。正是这种对超乎自身所能的敬畏感，促使我们不断地寻求这些通灵能力。

但事实是不会改变的。开放无碍的心灵，本身即大有可为，远远超过我们现今想得到的种种可能。

事实上，这些身心变化会随着所采用的静坐方法和个人的秉性而异。有些方法特别能开启心灵的某个部分，像白骨观就是一个例子。从我个人的观察中，我已发现身心变化或特异功能的浮现是和所修的法门相关的。事实上，例子相当多，要用上一整场讲座的时间才说得完。但我并不喜欢公开讲述这个主题，因为我发现，这往往会诱使练习静坐的人一心追求这些变化，而将静坐本身抛诸脑后，不止抵消了静坐的成效，还引人走上歧途。事实上，正如我一再强调过的，这些变化除了验证了心灵的无所不能之外，真的没有什么特殊的意义。

问：不过，可以请你描述一下静坐时的所有身心变化吗？这些变化对我们有何意义？

答：就像我之前提过的，身体会由沉重变得微细。因此，在一般情况下，神经系统和荷尔蒙分泌的变化会打头阵，导致体内的变化，才带动这些改变，接下来才是性格转变或通灵感应这类较微细的变化，接下来的变化会越来越细微，不知不觉地，我们开始反思自己的个性和价值观，并引发人生价值观的抽象改变，让人脱胎换骨，如获重生。

说实话，这些身心的变化，无论是粗重还是微细，没有一个能让我们离心灵的家乡更近。我见过太多太多练习静坐的人，在面对这些变化时"失守"了。一般来说，变化越是显著或惨烈，练习静坐的人就越有成就感，还附带着一种"我已抵达终点，你们没有"的优越性，这种傲慢其实是修行过程中除了昏沉之外的最大障碍。

对于这些练习静坐的人，我会提醒他们，就算出现了种种精妙的变化，他们与真实自性的距离，并不比他们眼中不入流的凡夫俗子近多少。无论什么变化，依旧不脱无常，既没有更接近，也未曾远离人生真相的本来面目。

同样的，我也认识一些修行人沉迷于微妙的身心变化，以此标榜自己的境界是多么殊胜。这些人已经走偏了，迫不及待地认为自己已经领悟，不可与凡夫俗子相提并论，喜欢依据各阶段的身心变化，评比自己和别

静坐 的科学、医学与心灵之旅

人的修行境界。他们通常认为，身心变化越是微细，特殊的通灵花样越多，就代表了他们比别人更高明。他们十分贪婪，紧抓着种种微细的状态不放，就多个角度来说，他们比一般人更贪求名利等能标榜自我价值的具体有相之物。多么可惜啊！这全是真实自性不屑一顾之物。无论是粗重还是微细的变化，都不会让我们离真理更近一些或更远一点，它只待我们的了悟，毫不在意我们修不修。可叹的是，这些人在误导自己之后，还要把这些误解传播出去……

问：真没想到你竟然这么说，因为我们认为，只要有了这些身心的变化，而且变化日益精妙，我们离自我了悟就更近了。

答：我和许多修行人这么多年交流下来，发现这是最普遍也是最大的误解。你刚才提到的观念，乍听之下很正确，仿佛了悟真实自性或心灵归乡的过程，只是逐渐变化的结果，但其实不是这样的。换句话说，你的声明意味着你误以为了悟真实自性只是一连串变好的过程，只是有些变化比较明显，有些变化很微妙罢了。倘若真是如此，这种了悟是不会持久的，因为这些变化本身根本不是永恒不灭的。"变化"一词，从定义来看就是短暂无常，也就是说，现象上所发生的一切，早晚都会消失无踪的。

真实自性不依赖于任何一物，它一直在那里，始终如是，未来也不会改变。真要说些什么，我们的真实自性根本不认得这些依附现象而生的无常变化。我们视若珍宝，觉得真实无比的现实，不过是一套会自行生灭的现象组合，而自性和人生真相则从不曾动摇，无论你修不修，在不在意什么，都撼动不了真实。

在这个前提下，有没有变化或变化是粗重还是微细，根本不是重点。变化本身就是短暂无常的，和我们的真实自性一点关系也没有。无论怎么变，离真理既不会更近，也不会更远。明白这一点，也就明白了真实自性是怎么一回事。其实，了悟自性之后，自然会明白一切都没有改变。既没有得到什么，也没有失去什么。我们现在是这个样子，未来也一样，只是继续安安心心地过日子，清清楚楚自己的本来面目，知道自己如何才能利益众生。

这才是真正的静坐。

29

如何看待"走火入魔"

问：如果清明彻悟才是静坐最重要的基础，是不是意味着静坐时的生理变化其实没那么重要，大可不理它，是吗？

答：不需要理会的，不只是静坐期间层出不穷的生理变化，还包括同样难以捉摸的心理变化，这些全是身心一再放松时产生的短暂变化罢了，是因为气脉通了而生的。放松状态能打通气脉而引发相应的身心变化。

然而，这些变化全因人而异。对气脉不通的人来说，放松之后，体内的气活络了，疏通了气结，便出现了对应的征兆。有些人在静坐时止不住地烦躁，有些人则会产生不寻常的觉受，这多半是因为脑部的气塞住了。因此，在打通脑部的气结时，可能会出现相应的心理现象，却往往被误解为严重的心理失常或精神崩溃。由于这些现象确实很特殊，初学者很难不去注意。我敢说，所有静坐时身心变化的问题，绝大多数只是掩人耳目的短暂现象，只要不理它，早晚会自行消失的。

这就是为什么一定要对静坐有正确的认识，如此一来，即使没有名师的指导，你也能够应付这些不可避免的变化。所以，我才一再强调，想要踏上静坐的自我探索之旅，正确的知见是首要之务。正因为这一体会，藏传佛教也同样主张在修习静坐之前，一定要先建立正确的实相观。

问：是不是正因一般人没有这样的体会，才总是流传着静坐会引发行为或心理偏差的传言，也就是所谓的"走火入魔"？

答：是的。我认为这个错误观念全是因练习静坐的人无知，以讹传讹的结果，可叹的是，最后却成了让人不敢尝试静坐或只敢浅尝辄止的障碍。所有因气脉打通而产生的身心变化，都是短暂而且早晚会自行消失的，其实是身心气脉重新活络的好征兆。

只要身心无法充分放松，一定有某个位置的气脉是塞住的，如果想要完全恢复健康，这些塞住的地方都要打通。更重要的是，气脉若没有完全畅通，就无法真正进入三摩地（禅定）的境界，这是由于气脉阻塞会令人分散专注力的缘故。

事实上，我们也可以说不论**任何念头**的产生，都是气在身心移动与摩擦的明显迹象。当气脉完全打开，我们的念头会随之停止，一个人会在当下与一切合一，并永远维持如此的状态。我所想表达的，其实都可以经由练习来验证。

无论是身体有气动的现象，还是心里妄念纷飞，只需要问自己"谁是这副身心的主宰"，取回身心的主导权，所有这些异象和杂念就会自行消失。

了解静坐时所有的身心变化的本质，无疑是让人理解静坐优点的关键。我衷心希望，在练习静坐的过程中，各位不会轻言放弃。

30
妙乐、脉轮和领悟无条件的喜乐

问：所有经典都提过，静坐各阶段会有不同程度的轻安妙乐，可以请你多说一些吗？

答：练习静坐的人，随着身心的放松程度不同，一定会体验到各种轻安妙乐的感受。小小的放松带来小小的轻安，大大的放松带来的喜乐可能是难以承受的，包括生理的愉悦感，也包括心理的欢喜安乐。

人体细胞放松时所引发的整体喜乐感是一般感官的快感无法比拟的，一波波的喜乐不断从头顶流窜至脚底。然而，即使这么大的喜乐，也无法与心灵一瞥我们真实自性时的快乐相提并论。禅宗故事常提到，当人看到真实的自性时，那巨大的喜悦常让人笑个没完没了，有些人甚至会哭得难以抑制。所有这些妙乐快感，在领悟心灵的至乐跟前，全都不值得一提。领悟心灵的至乐是永恒而无条件的，不同于身心妙乐，这种至乐与气脉通不通、是否穿越了心理障碍一点关系也没有。领悟的心所带来的至乐，完全不是身心妙乐可以形容，因为那是难以言喻的。

完全领悟的心灵，无论外境是悲还是喜，它散发出来的光明一点也不会动摇。领悟后的心灵毫无挂碍，它的光芒能穿透世界所有的平庸和局限，带来希望、喜悦和光明。源于自性的真实至乐是人人都有，未曾失落的，无关乎我们做什么，或不做什么。

问：为什么这些喜乐感常出现于身体的某些区域？是和哪个神经中枢有所对应吗？

答：事实上，全身都有能量中心，也就是许多经典记载的脉轮。脉轮是能量的门户，将多维的存在本质转为人类三维的身心状态。我们的存在本质是多维的，只是我们只敢相信自己就是这具三维的血肉之躯。事实上，就连时间的意义，我们都无法通过感知的世界说清楚。我们的存在本质是多维的，还有很多层次的存在虽然超越了感官的范畴，却可以被人们的意识凭直觉感受到。这些直觉是对的，也经得起科学的检验，却常被人视为故弄玄虚，甚或迷信。

回来谈脉轮，各层次存在的能量流动，经由脉轮疏导至我们受限于神经系统及荷尔蒙的人身。从这个角度而言，脉轮并非肉身的神经中枢，而是生存不可或缺的更高层能量中心。我们大可放心，总有一天会有更精细的影像技术，可以指出这些能量中心的存在！

像脉轮这样的高等能量中枢，能调节我们的气脉，却也和气脉一样是会塞住的。诸多因素都会导致脉轮的堵塞，包括我们自身的偏见、教养背景、各种人格特质。脉轮的能量结疏通后，会产生浓烈的幸福感，常会让我们不由自主地将注意力带回到脉轮所在的位置。不过，虽然我们知道这些脉轮所对应的区域，但它其实没有实体的解剖结构。

脉轮

脉轮 | 健康特质 | 影响部位图

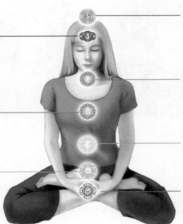

第六脉轮：第三眼（Ājñā）
直觉、智慧、洞察力
脑下垂体、大脑、内分泌系统

第四脉轮：心轮（Anāhata）
爱、慈悲、接纳、感恩、宽恕
胸腺、心脏、肺脏、免疫系统、
臂、手

第二脉轮：脐轮（Svadhisthana）
创造力、性能力、生殖力
生殖器官、肾脏、膀胱、荐骨、小肠

第七脉轮：顶轮（Sahasrāra）
灵性、超越、灵感
松果体、神经系统、心智、皮肤

第五脉轮：喉轮（Viśuddha）
自我表达、沟通、真实
甲状腺、副甲状腺、喉咙、耳朵、
嘴、颈椎

第三脉轮：太阳神经丛（Maṇipūra）
意志力、自信心、自我认同
胰脏、消化器官、肚脐、太阳神经丛

第一脉轮：海底轮（Mūlādhāra）
生存、物质的需求、安全感、安
定感
肾上腺、脚、腿、大肠、臀、骨骼

图 4-2　各个脉轮的健康特质及影响部位

　　脉轮的梵文为 *chakra*，是涡漩的意思，用以指称全身上下七个主要的能量中心，这些螺旋状的能量中心有其各自专属的颜色，也就是这一脉轮的象征。

　　脉轮掌管体内不同位置的生命能量（气或 *prana*），脉轮畅通时，身体处在平衡状态，可以安然自若。然而，有些内在或外在因素会导致脉轮堵塞，并进一步导致身心疾病。静坐可以重新打通脉轮，回到原初的状态，让身心灵回归平静与和谐（见图 4-2）。

脉轮开启

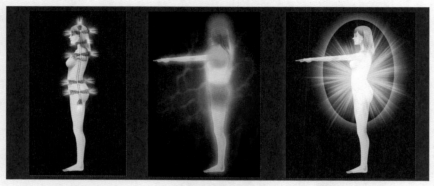

脉轮开启第一阶段　　　脉轮开启第二阶段　　　脉轮开启第三阶段

图4-3　脉轮开启的三个阶段

　　在能量开启的第一阶段，七个脉轮就像是以直线排列的七个呈漏斗形的涡流，只能接收有限的光的信息。请注意，涡流的中央还是封闭的状态，而封闭的程度则取决于多少身心残留物有待释放。中脉两端也是封住的，只是没有完全封死。

　　到了能量开启的第二阶段，脉轮能够接收来自四面八方的光的信息，开启的脉轮就像是一团又一团球形的能量场，位于肚脐后方的生命力中心，则能从环境获取微细的能量，到了这个阶段，人的睡眠需求会大幅减少。

　　在继续打通脉轮的过程中，到了第三阶段，一个个脉轮会融合成一个统一的能量场，由更高层的"体"接引整个宇宙的光明，到达这个阶段，我们只需要活在当下，就可以单纯地透过我们的存在，而对周遭的人事物产生潜移默化的影响，或许可以说这是神圣恩典的全然体现。

图4-3经Almine同意，改绘自Almine. 2002. *A Life of Miracles: Mystical Keys to Ascension*: 1st ed. Newport: Spiritual Journeys LLC, 100-102.

七体

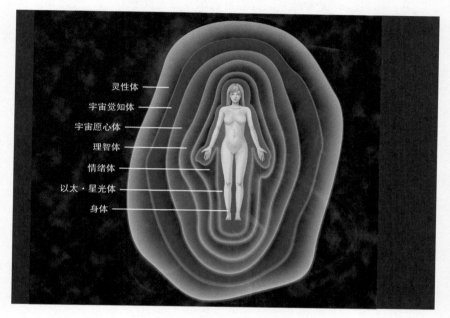

图4-4 七体

　　我们的存在是由七种"体"构成的，由内而外扩展，依序是身体、以太·星光体、情绪体、理智体、宇宙愿心体、宇宙觉知体和灵性体，像一个发光的茧，层层地包住我们，也是个人和宇宙交流的通道。

　　只有较基础的体（情绪体和理智体）恢复平衡，能量不再堵塞，较高的体才会畅通开启。情绪体和理智体在灵性进展和提升的路上格外重要。而众多能量彼此汇流交错于以太·星光体，即形成了我们熟知的针灸穴位和脉轮，以太·星光体也被认为是我们大部分业力的储存之所。

图4-4经Almine同意，改绘自Almine. 2002. *A Life of Miracles: Mystical Keys to Ascension*: 1st ed. Newport: Spiritual Journeys LLC, 100-102.

问：你依程度和类型，为我们勾勒出这趟自我探索之旅所能体会到的喜乐。这样看来，领悟所得的至乐是最深刻，也最有意义的。

答：你只说对了一部分，真实自性的至乐是无条件的。正因如此，快乐才堪为我们生存的基础，就连"深刻"或"意义"这样的字眼都不足以形容。在你我心中无条件的光明，永远闪亮，永远幸福，这就是它的本质。我们注定幸福快乐，因为那就是我们真正的本性，换个角度来说，我们永远无法**变得**更快乐，因为那是我们本来就有的，怎么可能还需要重新取得？只要懂了这一点，我们能做的，也不过就是记得要快乐。

只要记得快乐，我们就回到了心灵的归宿。这是所有自我探索之旅和从古至今流传下来的静坐方法背后最大的奥秘。明白这一点，你不需要练习静坐，不需要四处寻师，什么都不需要。你会发现你自己的道路，同时完成了这一旅程，任何事物，包括静坐，再也无法带走你的注意力。这是超越时空的自我探索之旅所能带来的至喜至乐。

问：你把这份领悟说得好美妙，我感觉到我的心听懂了，好快乐，好幸福。但就这么一刹那，我又被打回了原点。为什么我的幸福这么短暂？

答：你的幸福之所以短暂，是因为你的领悟也只是一时的。你瞥见了真相，就在那一刹那，真相直接对你内在的功德和智慧发言，你的确听懂了，但也就是那么一瞬间而已。

你必须从每个细胞深处活出这些道理，就像一个自知没有退路的人，从悬崖上一跃而下那般毫无保留，如此你才会悟到真相，身体每个细胞、每一丁点存在都深深体会到这一切是如何的不证自明，丝毫没有半点疑惑。到了这个地步，就连有待了悟的本性或真相都不复存在，什么都不留，这就是自性本空的道理。

在空性之中，人的心灵终于恢复了完整的功能、完全发挥创意、真

静坐 的科学、医学与心灵之旅

正地活着。自我探索的旅途至此告终，所有疑惑全都烟消云散。倘若没有彻悟，肯定还有些人生功课尚待完成，还要追求更多的答案，拜更多的名师。这就是这趟旅程的真相。

问：根据你所说的，即使这种无条件的沛然喜乐，也不该作为练习静坐之人的目标。

答：只有真相才是唯一重要的，其他的一切，包括真实自性流露出的无条件的喜乐，只是存在的一部分。我们本来就是这个样子，根本不需要刻意追求。人心的强求或造作，到头来全是徒劳。因为只会流于追逐表面短暂的变化，而不是从这些变化的成因入手。

最糟的情况是沉迷于这些一时的变化，无论是通灵的能力、轻安妙乐还是其他的短暂现象。这些都不是静坐的目标，静坐只是一趟允许自我探索和了悟的旅程，既没有得到什么，也不会失去什么。我们一开始就是圆满的，旅程结束时也依然圆满无缺。差别只在于，我们终于知道了。

31

行为是知见的体现

问：修行和静坐有何不同？

答：两者只是用字不同罢了。更重要的是，明白两者谈的还只是把行为修得更好的过程，毕竟"修行"字面上的意思即是修正行为。

或许你会想问，为什么行为可以和修行或静坐扯得上关系？

有意思的是，古人很早就明白，重要的不是头脑上的理解，对真相的彻底了悟必会转化为行动。这么多年来，我看过很多修行人谈玄说理时头头是道，但转过头来，待人处事却又违背了自己高谈的领悟。这就是从每个细胞深处活出来的身体力行，和只在头脑上玩文字游戏的不同。

问：我明白，真正得道的人，行事必然不同于常人。

答：只有在他想要，或为了更大的目标时，才需要不同于常人。一切都成了随缘助人的工具，也就是方便法门。

事实是，领悟的人会明白，这个世界只是一个错觉，只是让仍在其中挣扎的人平添无谓的痛苦和烦恼。想到人要自我折腾了那么久才悟道，必会引发他的慈悲心，希望能修正身边的人对实相的误解。他深知实相不离自性，因此更希望能教人远离徒劳无功的道路，因为那只是虚耗人生罢了。

正是这慈悲心，促使悟道者应机而教，因材施教。他可能平易近人，也可能故弄玄虚，让疑惑在初学者的脑海盘旋不下，甚至干脆不立文字，只是以身作则。他可以自由地来去，不落窠臼，没有人能预测下一步。

事实上，只要有先入为主的想法，就错了，我们常预设领悟的人会怎么说、该怎么做，但那全是自己心里对"理想的领悟模范"的投射罢了。

问：你的意思是，我们无法从行为表现看出谁是不是领悟了，对吗？

答：这话也只对了一部分，因为悟到了真实自性的人，虽然深知自己不再受限于人类的限制或成见，但他也明白，正如无条件的喜乐出于自性，善德也同样不离自性，人的真实自性原本就是快乐、纯净、永久和良善的。

正因如此，古今中外，无不将道德和伦理视为人性最重要的素质，是值得努力培养的。幸福快乐能让人活得有意思、有兴味，而善德则能使人活得圆满。依此而行，人不只回到了心灵的归宿，而且与真实自性合而为一。说得简单一些，幸福、快乐和善德都是人类真实自性的自然流露，因此，真正悟道的人自然会产生共鸣。

总而言之，一个真正领悟的人，自然会实践善德，完全没有心机盘算。他善良而有同情心，不吝为周遭的人带来喜悦，促使人反观自省，为需要的人带来希望，鼓励他们继续向前迈进，以只言片语触发听到的人开启一连串的自我探寻，出自真心地希望世界更美好，这些行为完全展现了他自身人生领悟的风范。

有些人领悟后，选择成为众生之师，其中极少数成为教师之师，这些圣贤改写了人类的定义，为后世留下了指南。在许多方面，我们的演化可以说是跟着他们留下的文明向前迈进的。他们透过个人的示范带领人类前行，留下善良的道德观，发掘人心最高的渴望。从这个角度来说，人类的演化好比反向工程，透过圣人的示范，我们从中学习如何达到他们的境界。

静坐 的科学、医学与心灵之旅

反向工程：回归之旅

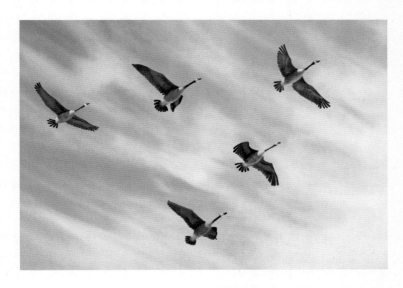

图 4-5　反向工程的反向演变

纵览历史，人类社会似乎一直有回归的倾向，证得真理的少数几位开悟者，终将带领我们走上他们所了悟的修行之路，指出人类祈愿自我提升的方向。

我们透过一连串学习的过程，重新评估自己的真相，跟随着这些开悟的典范，只愿活出同样的悟境。我们就这么开始了一系列的"反向工程"，拆解我们从文化和社会学来的一切，向内寻得自己对真理的领悟（见图 4-5）。人类文化中有相当大一部分是对最高精神道德价值的追寻，我们愿循此轨迹回归，落实到自己的日常生活里。

32

功夫深浅、面对欲望、放下、信心与正知见

问：领悟的境界是否取决于修得多或少呢？换句话说，勤于静坐的人是不是更容易悟到真实自性？

答：你要谈的是**功夫深浅**，也就是投注于静坐的心力是否会影响境界。然而，不管我们为自己安排了怎样的修行道路，真实自性只是静待我们去发掘，一刻也未曾失落过。即使锲而不舍地用功，也不过清理了我们的感官，调驯我们的心性，让心灵更有秩序、更清透无碍，这些功夫和成效都与自性的了悟无关，对于我们的作为，真实自性一点都不关心。因此，世间的功夫下得再深，远不如瞬间的领悟更能让我们获益。现在如此，未来千万年也是如此。

然而，这意思并不是说功夫不重要。其实，若不清理我们的感官，整顿心灵的居所，根本不可能深入领悟世间种种粗重和微细的表象。因为我们被现实捆绑得太紧，已经连探索的余裕都没有，遑论领悟。

问：我常听娴熟静坐的人谈到，要收摄感官，尤其是抑制欲望，修行才会有所进展。

静坐 的科学、医学与心灵之旅

答：所有静坐和修行的经典确实都提到过，在踏上自我探索之旅时，收摄感官的必要性。然而这一点却常被误解，以为非严格地克制自己不可。我经常看到修行者困在自责的泥淖中，认为自己修到了这地步，怎么可以对某人或某事仍有渴望，却忘了关键是要认识到，当感官被撩起了，尤其是身体的欲望冒出来的时候，那力量是很强大的，几乎是压倒性的，让人难以看清世间现象（包括感官和欲望）的真实本质。即使如此，和欲望抗争，其实是和一个根本不存在的错觉斗争。对感官欲望的否认和挣扎，反而为心灵增添一层困境和烦恼，结果只是在无谓的追逐和否认里原地打转，毫无意义。

正确的知见是，明白我们既生为人，就不免有种种生理的需求，包括饮食、呼吸、睡眠、休息，以及各种因环境或自身而生的种种冲动。无论否认这些需求，还是利用这些需求，都和我们真正的本性无关。真实自性始终在我们之内闪耀，根本不在意这些表象。

在此诚挚地希望，无论修行的新手还是老将，都能听进这个小小的忠告，仔细想想此观念，以得出自己的结论。

问：你接下来要说的，是不是"正知见并不真的取决于我们内外的修持"呢？

答：无论修什么，最好一开始就能灌输这样的观念，即真正的领悟不是修得出或求得来的。这个观念将为你省下无数时间，省得老在徒劳地追寻、两难的泥淖和无谓的折腾里兜圈子。

"苦修"完全站不住脚，因为领悟是修不来，却无所不在的。领悟本身是一个自然的开展过程，无论我们做什么，早晚要领悟的，只是有些人悟得早一些罢了。

问：正是因为如此，你才说"静坐对神经系统和身心健康的好处"并不是静坐的重点，是吗？

答：是这样没错，但我们还是要尽可能多鼓励一些人透过静坐去探索人生真相。正因如此，我发现大多数人都是被静坐的身心益处给引进门的，虽然改善健康、开发创造力等身心变化只是静坐的副产品，却能为修行打好稳定的基础。到头来，我相信练习静坐的人，不再是为了要得到什么，而是为了"找到真正的自己"。

问：如果功夫深浅、循规蹈矩等都没那么重要，那么，怎样才是静坐正确的心态？

答：相较于种种特质，我会认为"放下"或许是比较正确的静坐心态。与其为了**功夫**深浅、通不通灵、各种心理潜能、创造性的天才心灵等特殊的能力而汲汲营营，更应该做的是放下所有来到心灵的"垃圾"，包括我们希望透过静坐修出来的特质或境界。

无论心头浮现什么问题，抛开它；任何疑虑，随它去；任何有目共睹的成就，全放下；无论体验到的是苦还是乐，全随它去吧。愿意放下，不紧抓脑海浮现的一切，才能为心灵腾出空间，了悟自己真正的本质。这或许是我们能给自己的最大帮助了。我必须说，到了最后的最后，就连放下本身都不重要了。

问：从静坐和心灵觉醒的角度，怎么看"信仰"这件事呢？

答：信仰是静坐不可或缺的一环，但我这里所谈的信仰，可能和你所理解的有很大的不同。你可能认为信仰就是武断或主观的宗教系统，甚至认为那有迷信的色彩，大多数人也认为信仰是无理可循且盲目的。

静坐 的科学、医学与心灵之旅

然而，我在这里要谈的信仰，其实是一种透过修行不断积累的笃定感。我们越修，对真相的正确体会就越清晰，是这样的体会才足以坚定信心，难以动摇。就像科学家得到了一个全世界都怀疑其可能性的发现，尽管所有人都质疑这个发现是否存在，科学家仍然坚持前行，无惧于同侪视之为圭臬的常规和限制。佛家的"小信小证，大信大证"，说的就是这个道理。

33

放下的重要性

问：你一再提及，"放下"可能是最贴近静坐之旅本质的心态，这让我感觉到你不断地暗示着，"放下"这个方法比其他方法都符合修行的精神。

答：我之所以一提再提，只是为了提醒我们别想试着在修行中抓住什么，即使看似深奥或有意思的体会，也不值得执取。现代人最大的问题就是，在随手就能遍览群籍的同时，反而在琐碎的细节上钻起牛角尖来，把心灵堵得都没空间了。

问：要是我们的体会全是心灵的染污或不完美，那么，我们如何知道该放掉什么？换句话说，我根本不知道自己学的或抓着的哪个东西是应该放掉的。

答：正因如此，才需要练习静坐以清理心灵。一旦我们将心灵的堵塞和性格的沉重清理得差不多了，心思就会开始变得敏锐，才足以观照自我，察觉自己内心是怎么绕圈圈的。这会提高人的自我觉察能力，也是自我探索之旅的起步。

静坐 的科学、医学与心灵之旅

在修行的过程中，你或许会读到经典和一些教学指南，为你勾勒出不同的路径和可能发生的变化。许多经典细致描述了身心变化，足以作为一路仔细参照的路标。但是，与其生怕漏了哪一个经典记载的微细心理变化，还不如随它去。这才是我们修心而能不执着的关键。

问：如果真需要放掉一切，为什么还需要参考经典？

答：这里呈现一个很大的吊诡。我们必须对心灵的全部范畴有所了解，包括心灵的运作和种种可能的心理变化。若非如此，对心灵的理解将流于肤泛，无视于灵性道路的众多可能。要了解自己，是不能不深入探究心灵的种种可能的。然而，修行的关键却是以不执着的心态来探索心灵。唯有如此，人才可能全面性地深究心灵的所有微细之处，而不被任何体会所架构的知识给卡住。

我看过有些修行人极度在意这些心灵的细微变化，到头来反而落入了自己设计的陷阱中。他们紧抓着对心灵各种状态的体会和经典的文字不放，忘了这一切法门和分别只是路标，到头来全是要放下的。

问：你同时想表达的是，找到自己的修行之路，全出于个人的亲身领悟，就算集结了世上所有的知识也帮不上忙。是这样的吗？

答：知识和修行是一而二、二而一的，然而，我们有时候会着重其一而有所偏废。

我知道有些才华横溢的学者，皓首穷经钻研静坐和修行，却几乎没有亲身的体悟。如果有人问他们为什么不"以身试法"，他们会说宁愿保持中立和公正，以免"污染"了自己的研究成果。我觉得为了符合科学界所偏好的**化约**倾向，反而扭曲了领悟这回事，实在是很大的遗憾。

静坐其实是一个**整体**并涉及多重变因的领域。也就是说，静坐本身会同时影响多个系统，若研究人员也有实修的经验，将能够设计出更有意义的实验或问卷，真正深入这一主题的核心。

正因如此，静坐的目标是达到圆满的领悟，让人成为完整而全面的人，自然流露了欢乐、善良、光明和创造力，这本来就是人与生俱来的特质。从这个角度来说，静坐，或说真正的领悟，是知行合一并不偏其一的。

在知识上钻研，掌握到的全是理论。相反的，只有经验却缺乏稳健的知识基础，可能连自己在修什么都不清楚。唯有跨越知识和经验的藩篱，静坐才堪为真实自性的安身立命之处，这一体会能走到哪里，是谁都无法预测的。如果你能真正理解这些，没有任何矛盾，便已经是在自性中修行静坐了。

34

智慧、慈悲、对实相的整体 / 部分领悟

问：你认为真正悟道，了悟真实自性的人会有哪些特质呢？

答：对我而言，最能道出一个人领悟的两个特质，莫过于"般若智慧（*prajña*）"和"慈悲（*karuuṇā*）"。

般若智慧指的是"能看清一切世间现象的本质都属空无"。如果我们拆解一个物质或现象，不断地分析，越拆解越细，到最后，一定会到达一个什么都不是、什么都没有的境地。任何表面看来真实不虚的，一向内探究，根本没有什么是真实不虚的。

知道一切本性是空，能化解横亘在我们与实相之间的种种先入为主的障碍；了解一切本性是空，让我们能与那无分无别的一体性素面相对；领悟一切本性是空，这一智慧能接纳万有，包括我们在宇宙中看到的所有现象；融入这一空性智慧，我们便获得了无限的可能和无穷的知识，不只是从书中得来的知识表相，这份领悟不需要任何人间知识和道理的支撑。

慈悲是真实领悟的第二个指标，这里所说的慈悲并不只是对亲人朋友的关爱而已，而是对一切有情众生和无情木石皆然的无条件的爱，衷

心希望宇宙的每个存在都能更好，更好的意思是"了悟真实自性"。这就是我们每个人与生俱来的大慈悲，只是随着时间流逝，我们已全然忘怀。

从各个角度来说，智慧和慈悲其实是同一回事。智慧生出慈悲，而慈悲会涌出智慧。换句话说，真正的智慧就是慈悲，而真正的慈悲即智慧。

问：领悟有程度之别吗？修行的人可能只了悟一部分吗？

答：虽然自性是唯一的，但每个人的领悟确实有程度之别。有些修行人曾经一刹那捕捉到自性本空的真谛，但那一瞬间的掌握并不完整，不足以将完整的领悟落实于行为。

完整的领悟会让人看出空性和大千世界其实是同一回事。空性并非大千世界的对立面，而大千世界也不是空性的对立面。空性中是不可能有二元对立的，所有的二元对立，在空性中也无法立足。

因此，在空性之中，就连"空"都不存在，因为有了"空"，就意味着空性中还有个"不空"。

这是对空性的真实理解，悟到了这一点，人会自然变得慈悲、喜乐，像孩子一样天真，不执着于任何事物。

没有悟到这一点的人，往往变得孤僻、偏狭、小心眼，有否定世界和生命的倾向。他们以为空性就是对大千世界的否定，却忘了光是这种想法，本身就是一种二元对立。这些人常高谈破除幻相，却不知道幻相本身就和大千世界一样真实，也一样虚幻。

事实上，没了二元对立的概念，空性和大千世界之间根本没有任何矛盾。

问：为什么每个人领悟的程度不同？

答：每个人的根器禀赋造就了他领悟的深浅有无。所谓的根器，包括智力、修行、承担、是否准备好以开放的心让领悟自然展现等。但是，你可能会想问，这些特质又是以什么来决定的？

说到这里，就不能不谈因果业力的观念，这个颇具争议的词带有很浓的宗教意味，对佛教徒尤其如此。

事实上，业力是相当科学的观念，早晚有一天，会完全获得物理学的证实。在此我要说的是，基于因果业力的不同，每个人的进化程度也有所差异，面对人生真相的身心准备程度也不同。

35

静坐与宗教

问：为什么静坐总和某个宗教有关？练习静坐的人一定也要修某个宗教吗？

答：静坐是相当科学的，之所以称为科学，是因为它可以客观地验证。而且无论是个人还是群体，都能以同样的方法得到类似的成果。正因如此，过去三四十年来，医学界一直有人探讨静坐的效果，我也参与了一些静坐疗效的早期观察记录工作，主要是探讨对人体健康的影响。这正是因为静坐本身经得起验证，可独立于各种宗教或哲学理论而存在。

尽管如此，静坐和各宗教门派密不可分也是不争的事实，由来是这样的：有些人因为练习静坐所带来的蜕变，使得心灵觉醒，觉醒到一个地步时，光是他们的言语和行为就有转化周遭的人的力量，并在群众中酝酿出一股沛然莫之能御的灵性成长动力。这些人觉醒得越是彻底，灵性的影响力越大，因而促生了宗派来延续他们的教诲。

有意思的是，全世界各宗各派包括佛教、道教、犹太教、基督教的创始者，以及苏格拉底、孔子等大师，没有一位留下亲手写的作品，流传后世的经典全是由弟子搜集、记录的口授数据，为了便于背诵，经典

静坐 的科学、医学与心灵之旅

里常出现重复的段落，重复到了让人疑惑"大师们当年真是这样讲话"的地步。尽管如此，这些教理正是因为蕴涵了创始人觉醒心灵所流露的智慧与慈悲的力量，才得以流传至今。

之所以介绍这一背景，也是为了让各位留下深刻的印象，对这些开宗立派的圣人而言，背诵教义是毫无意义的。对他们来说，修行就是为了解脱，为了了悟人性，而他们已经精于此道。在他们眼里，是没有宗派之别的，他们随心所欲悠游其中，是弟子和后人将这一切给弄成形式化的宗教。

因此，静坐和世界上任何宗教与哲学是不冲突的，反之，练习静坐而觉醒的人，会凭着直觉去创造，他可能脱出旧的束缚，开拓全新的思想体系。他所散发的光辉会吸引周遭的人，这些人也会想要延续此觉醒之人的传承，于是就落入了教条的窠臼。

即使一开始有"法"可传，在试图保存的过程中，原本自由，甚至完全自由的精神，逐渐固化为人间的规则，反倒造出了另一套人为架构，与原本的教义完全背道而驰。讽刺的是，真正觉醒的人，他的"法"是否后继有人，对他而言一点儿都不重要，因为"道"，或者说万物内的光辉本来就是无所不在的，不可能成为谁的私有财产。觉醒的人非常清楚这一点，无论他教了或不教什么，到头来一点也不重要，因为众生早晚会彻悟的。

问：所以，你要说的是，所有宗派法门的创始人都领悟或觉醒了，是吗？

答：可能有，可能没有，领悟的程度也不相同。这一点，有待你在自我省察的过程中自行发掘。不用问古代大师或思想家领悟了没，你更该关心的是自己此生的修行之路，而不是为大师们列榜排名。他们的修行之路是那个时代与环境下的产物，从古至今累积了这么多法门，是我们的福报。无论我们视其为无物，还是认定只有某个法门才是人类的究竟解脱之道，这一切对他们根本没有任何影响。前人可作为你参考的典范，然而到头来，你还是要自己上路的。

问：他们留下了这么多经典，不是能为我们的修行指点一条明路吗？

答：同样的，每本经典的细致度有别，或多或少点出了人心的各种层次。有些经典不厌其烦地在我们能理解的范围内，反复解说种种微细的心理状态。举例来说，我认为小乘佛教的《阿毗达摩论藏》，可以说是人类有史以来最巨细靡遗的心理学论述。同样的，基督教的《旧约》和《新约》一提再提的也正是人心的微细分别。如果我们的修行之路完全不理会这些经典的提点，再好的经典也全无用武之地。反之，如果我们紧抓着经典的文字，视为不可违犯的教条，也白费了前人的一番心血。

让我再说得更清楚些。我们会赞叹古代的大师能以如此清晰明确的文字，将人类的处境勾勒得如此幽微，足以作为修行路上的路标和地图，供我们检视自身的心境。因为我们若对自己的心灵状态没有完整而细致的理解，连自己怎么醒来都不知道，那么，就很难讨论领悟和觉醒。但是，我看过很多只在经典上咬文嚼字，就认为自己在修行的人，反而忘失了整体真正的目标。

整体而言，经典里的文句无论多么精彩深刻，到头来仍然是要超越的，或者说，是我们该放下的。

问：所以，你要说的是，就连"放下"也有程度之别，而这取决于自身的领悟深浅。过去流传下来的经典确实值得参考，因为经典对人心剖析之深刻，是我们在体验到解脱之前，不能不掌握的。

答：请记得，无论是解脱，还是由人类的先天限制中觉醒，严格说来，都不算是所谓的体验。因为所有能被**体验**到的，无不是一时之间的短暂存在，我们都体验过的悲苦喜乐，就是最好的例子。

许多人以为真正的觉醒只是一种体验，也就是说，对大多数人而言，是有领悟的体验这回事的，以此类推，也应该有解脱的体验、悟道的体验、发现一切本来如是的体验。然而，这种观念本身就是矛盾的，所有能被感官所见、所体验，甚至直觉到的，根本是短暂而无常的。凡是能被"体验"到的，本身的价值就不可能长久，也远非真理。然而，许多著名的作家或思想家，却将领悟描述成一种稍纵即逝的体验，仿佛不那么喜乐，就不算悟道似的。

回到你提的问题，说得真好，代表你很用心想要听懂。确实，领悟有高低深浅之别。我们的心灵内既有痛苦、快感、欲望等粗重的觉受，也有一些大多数人难以理解甚或不认得的微细心理状态。真正的领悟是接纳人心一切的心理状态，无论粗重还是细微。最后，我们一定会得到这样的结论：无论大小粗细，这一切心理状态的本质是空，绝非表面上看来那么坚实不虚。

到头来，我们也必须明白，无论什么现象本质上都是平等的，这就是**大平等心**。从这个角度来说，无论是粗重还是微细的现象，都不会让我们更接近本来的真实自性，那是永远闪亮、早已觉醒、永恒不灭的。只要懂了这个重要的观念，就能一眼看清当今许多修行人的盲点。

总是有人不断问我，静坐时这个或那个现象和悟道有多大或多小的关系。显然，在修行人的眼里，心灵的变化越细致，仿佛比粗重的变化更能象征大根器与大成就似的。我经常不得不提醒，无论什么变化，都不会让我们离心灵真正的归宿更远或更近，因为我们早就回到这个天乡了，只是自己不知道罢了！

36
灵性的觉醒

问：现在我对于静坐的宗教背景比较明白了，也懂了你所说的一切经验都是平等无别，而大平等心又是什么意思。然而，我们还是想要诠释静坐中的种种现象，并且把某些深刻的体验和领悟画上等号。所以，我们全都走偏了吗？

答：我们会提出这样的问题，代表了我们心中仍然期待，希望能够透过静坐修出一个果来。我们想要"得到"领悟，想要"修成"真理，想要"修出"一些体验，好让我们能证明自己的灵性已经觉醒了。

事实是，我们所渴望的这些，没有一个是能修得来的。早就存在的"那个存有"，是你怎么努力也修不出来的。我们的真实自性不假任何外缘，本身即是无条件的光明、无条件的自由、无条件的喜乐，也早已被无条件地悟到了。任何人为的努力，都不能使它更光明、更自由、更喜乐，甚至不能让它被悟得更多一点。只要懂得这个道理，我们马上就能恢复平安的心境，知道自己什么都不需要做、也不需要求。

从这个角度来说，所有体验都是毫无意义的，只是人心各种可能的展现，无论被我们归类为粗重还是微细，所有的心理状态无不出自同样的人心。从"真理本来如是"的角度来看，体验到这颗心的任一层面，真的都不算什么，因为真理和实相本来就和人间百态无关。

不要把我说的话当作真理一般照单全收，你可以深入静坐亲身验证，并找出你自己的答案。

问：从很多层面来看，你说的话既鼓舞人心，又令人沮丧，而你在要求我们静坐的同时，又同时提醒每个人，终点就在眼前！

答：其实没有所谓的终点，懂了这一点，就不再有所求了。你意识到自己早就在那儿，灵性的觉醒就在眼前！这个大矛盾，你必须亲自去解。

所有传递这一无上妙悟的法门，无论是鼓励你去静坐，还是教你不假思索全凭直觉，都只是针对不同类型的修行者所设的不同道路而已。有些人需要纪律，依赖循序渐进地修炼；有些人则什么都不用做，就能体会出这些话中简单却深远的道理。要选择哪个方法，全依个人的根器与禀赋。这些法门一点矛盾都没有，都有它适用的情境，只抓住一家之言不放，只会让人食古不化。真理可以从各个角度、各个方面来体现，然而，我们却不能以某个角度和方面取代真理。这个矛盾，你必须自己去解决。

要是我告诉你，努力静坐就能让你悟道，那可是天大的谎言，只会让你日后大失所望罢了。静坐是清理心灵，消除种种烦恼、妄想、造作很棒的方法。然而，静坐本身仍然只是安顿妄心的一种技巧、方法或手段。悟道虽然和练习静坐是截然不同的两回事，却也脱离不了静坐。你可以自己想想这是否有道理。

问：要是这样的话，人要怎样才能变得觉醒？

答：人是不可能"变得"觉醒的，因为"变得觉醒"意味着觉醒是一种前所未有的全新状态，而且必须依赖先前的"不觉醒"才能存在，如此一来，这一新的觉醒状态是无法持久的，为期有限，人会在觉醒和未醒两个状态之间，不停地来回摆荡。这就是我们前面提过的，觉醒本身并不是我们抓得住的经验。

问：我还是觉得，只要了悟了实相，应该就会觉醒吧。是不是我前头漏听了什么。

答：因为你还认为"觉醒"是一个动作，把它当成了往某个方向移动，才能达到新的心灵状态。如果我告诉你，我们的心灵真相一直是不可动摇、无所挂碍、早已解脱的，过去如是，现在如是，未来也将如是。那么，我们究竟要从哪颗心开始醒来呢？

我们的真实自性，才是人类心灵与一切的本质，那早已是觉醒的了。真实自性是宁静、毫不造作，亦毫无挂碍的。没有悟到这一点的，其实是我们，因此才给它加上了"觉醒"的标签。只要懂得这一点，你就能当下成就了。

因此，人无法"变得"觉醒，只可能"是"觉醒的。觉醒是理所当然的。觉醒的自由心灵允许所有的可能性，不为任何一个所动摇、挂碍。这就是所谓的空性、智慧、慈悲。

所谓的空性并不是坚实不虚的对立面，而你的论点反映的是，你还没放弃二元对立的思想体系。你认为两个状态都存在，一个是你所谓的凡俗或不领悟的状态，而另一个相当罕见的状态，就是你所谓的领悟状态。你称之为"觉醒"，显示出我们现在还没有觉醒，还没到那个状态里。这些论点反映的正是人类神经元的运作方式，构成了我们所能感知的唯一现实。这种二元的心灵运作方式，不可能领略自由心灵的奥秘——没有规则可循，也没有固定的原则，和我们生命中所珍惜的一切都毫无关系，无从比较。

问：你这么说，我可以直觉地理解你的意思，我想我大概能理解你所谈的。听到这些话，我从心里感到极大的喜悦。然而，就在我觉得懂了的同时，突然又不懂了。我的领悟为什么不能持久呢？

答：你能够凭直觉就感觉到我在说什么，以及那些道理的言外之意，已经很不容易了。你的心会告诉你，我说的话是真实的，然而你习于怀疑的头脑仍然在苦苦挣扎，你仍然缺乏信心，所以，才刚听懂了一个道理，下一刻就抛开了，又回到二元对立的心态来看待这个世界。

唯有修持和领悟融为一体，你才活得出所悟的真理。你不需要说什么听起来就能领悟的话，仍然能够帮助其他人悟道，充分体谅"人之所以为人"的种种不得已。你可以选择任何方式，为人类服务。另外，你也可以选择什么都不做。怎么选择，完全是自由的。

真正的灵性觉醒，不那么取决于你能表达出什么，更在于你做了什么，活出了怎样的典范。但话说回来，无论二元对立的心态多么有混淆视听之能，灵性觉醒和这一切都无关。我们不该对觉醒抱持任何幻想和期待。

37
实相本如是

问：那么，我的结论是，我们是无法以文字语言说清什么是实相，甚至连什么不是实相都说不清楚。

答：二元对立的思维模式是如此习于从两极去追根究底、厘清一切的关联，在这样的限制之下，是很难检视真相的。请留意，就连你提的问题也仍然不脱"是"与"不是"的二元对立。也就是说，你要求从二元对立的思维去理解实相，而这种思维只有肯定和否定两种选择。

古代的名师在谈论实相时，宁愿用"什么不是"的负面手法，来否定掉二元思维所执着的意义。只要学生认定什么是道，师父就会否定，这么做的用意在于刺激心灵跳出二元对立的泥淖，再次以各种可能完整地检视实相。

问：如果无法以文字语言表达实相，我们又怎么可能凭直觉明白它的真谛？

答：我们无法以语言表达实相，也无法以体验或感受来描述实相，因为感官网络本身的限制，以二元对立的方法只能捕获有限的数据。

静坐 的科学、医学与心灵之旅

然而，我们的心灵是可以不透过语言、不经过任何滤波器而直接感受到真理的。我们常用"心"这个字来取代"头脑"，心是每个人内在都有的一种智慧，能直觉到真理的存在，那是头脑无法掌握的。然而，头脑和心其实是一回事，心是少了各式各样滤波器的头脑，也就是直观的头脑，像一面镜子反映出周遭的真实模样。从这个角度来说，真正的头脑和心都有直观真理的能力。

问：所以，就算是直觉到了真理实相，我想，还是无法以言语表达的，对吧？

答：无论多么优雅、高深的语言，都不足以完整描绘自性本空的真谛，我们只能旁敲侧击。

问：那么，你为我们旁敲侧击出来的空性，也能类推到生活的每个层面吗？

答："空性"指的不过是任何我们眼中觉得再真实不过的现象，其实一点也不坚实，并没有真正的本质。不仅我们自身是如此，整个大千世界也是一样的。自性本空的意思是，在我们视之为自己存在之确证的"我"之后，并不存在任一能用以定义这样的"我"的物理或化学基础。上穷碧落下黄泉，也遍寻不到。

而一切本空则又比自性本空更深了一层，意思是没有哪一个真理、法则、事物，真的拥有我们二元对立的眼光所信以为真的本质。真理，只是超越了人类心灵所能理解的范畴。

问：那么，理解真理、懂了空性，对我们的人生有何影响？

答：对空性的领悟，虽有改变一切之能，然而，其实一切都不曾改变。

领悟空性，意味着整套思想体系天翻地覆的改变，我们眼中的世界不会再是昔日所见的模样。我们会明白，人生不过是内心无限可能流露出的百态现象。这话的意思，并不是小看了昔日二元性眼光所见世界的真实性。绝非如此！只是心灵不再陷落于过去所体验的幻相，不再无法自拔，而能自由地出入其间，满心喜悦地看出幻相只是幻相。然而，对于仍深陷幻相威力的人，我们仍能深深体会到他们的不得已，并帮助他们走出二元对立的状态。

问：那么，现代的物理学和科学，是否描述得出这一实相的优美奥妙呢？

答：我们所生活的世界，主要是受牛顿的力学原理所主宰的，然而我们看待物理世界的眼光，一样脱离不了二元对立。

所以，在物理学由牛顿力学的巨观，进展至逼近普朗克常数[①]的微观世界的同时，我们仿佛跳进了一个原本熟悉的牛顿力学原理已不再适用的全新量子物理世界。要如何统合这两个世界的存在，在我们看来是很难的。尽管如此，我敢跟各位保证，这两个物理世界彼此须臾不离，在许多层次上是紧密交织的。

这就是前面提到过的，静坐时，心灵将注意力聚焦于一，进入了所谓的奇点，我们的意识在此仿佛滚落到一个越来越小的点，甚至小到是奇点或特异点。在那里，时空法则再也派不上用场。然而，继续穿越下去，便会从洞的另一头出来，看见一个包含一切的世界，即使牛顿力学都能和量子物理并存！这是一个充满可能性的世界，远远大于我们起步的那个世界，然而，我们无法以牛顿世界的词汇来描述这个新世界。那么，

---

① 普朗克常数等于 6.62×10^{-34} J·s。

等我们回来后，会将这个所见的世界描述为不存在的幻相？还是实相无限可能性中的一个？这有待各位去发掘。

问：人类可能以数学来描述实相吗？

答：我们可以用"歌德尔定理（Gödel's theorem）"逼近对实相的认识，也就是说，我们可以把实相想象成一群彼此相邻的圆圈，如果有个人站在其中某个圆圈的中间，根据这个定理，这个人是不可能捕捉到圆圈之外的意义的。

当然，如果用系统来描述会更贴切些。也就是说，处于诸多限制的系统里的人，无法想象处于这一系统之外会是什么滋味。因为从定义上来说，这个人的逻辑全在这个系统里打转，而这套逻辑是不可能容纳圈圈之外的一切的。

我们人正是如此，受限于词汇以及身为人的限制，头脑是无法掌握超乎自身限制的存在的。

因为这一切的理由，无论我们多努力尝试，也不可能以文字语言道尽实相、不落言筌，我们就陷入了那个逻辑圈套——妄想用一套逻辑，去容纳它之外的世界。

38
因果业报

问：如果实相遍及一切万有，那么，为什么人的能力禀赋有这么大的差别？光是你这里所说的，就有人懂，有人不懂。

答：道，或说我们自性的光明，是人人能见的，因为它从未移动分毫，也从没有变迁过。我们所见到在变化的一切，只是现象表面的来去，这些现象因缘和合，就构成了我们眼中的现实。我们每个人透过自己的角度，反映出种种不同的现实，全看我们自我提升到什么地步。

问：这些所谓的因缘和合，是怎么聚合成我们眼中的现实的呢？

答：种种因缘得以和合，是出于其间自然的亲和力，因缘同样要遵守因果律的。牛顿在三百多年前提出的第三运动定律也提到，每一个动作除了有作用力之外，还同时有等量但方向相反的反作用力存在。第三运动定律适用于我们眼见的一切，大至星辰运行，小至弹丸的移动，若将这一概念推广至所有的原则，包括贯穿整个时空的心理因素，那就是因果律，又称业力法则。

然而，别忘了，业力和牛顿第三运动定律不同，业力法则是超越时

静坐 的科学、医学与心灵之旅

空的，那些因缘可能不是同一辈子，甚至不同空间。

问：接下来，你要谈轮回了吗？

答：不是的，大多数人的轮回观是错的，但这和因果业报的主轴无关。我只是要谈一个跨越时空的基本物理定律，也就是因果律；而因果律的运作原理，其实和我们熟悉的牛顿第三运动定律十分相似。

问：那么，因果业力和我们所谈的静坐有何关系？因为那涉及我们悟道的根器吗？

答：我会谈到因果业力，是为了铺陈以下的论点——从业力的角度来看，我们和我们的世界不过是因果聚合交织出的产物，本身也受这一独特的关系所约束。这个观点和人与人之间物理、化学、生物、遗传学等看似代代相传的特性并无矛盾，只是对同一个有目共睹之现象，得出不同角度的解释。

回到你的问题，你谈到有些人的根器，就是比别人能更早悟道。所谓根器，其实是我们所有过去让人足以悟道的业力的累积。也就是说，这些人只是业力成熟了，这与智力或任何其他身心特质，一点关系都没有。

问：如果我们眼前的现实，不过是依着因果业力，由因缘聚合而成的产物，那么，为什么你我却能感知到同一个世界？

答：个人有个人的业力，一群人，甚至全社会，也同样受业力的约束，包括大大小小的共业。

我知道这听起来相当不可思议，但我希望各位能亲自检验我所说的话。而且，与其用逻辑来辩证这些观点是否有效，不如以开放的心态亲身实验，直到找出你自己的答案。

问：这是否意味着，人是不可能逃离自己所造的业，只能任由过去的业力摆布？

答：你的问题点出了一个有意思的矛盾。人的存在，就其定义而言，即是因果业力的产物。没有因果业力，个人也就不复存在了。因此，问题不在于我们是否应该逃离因果业报，而是去完全理解因果业力，知道业力从何而来。彻底领悟了真实自性，就会知道，无论因果业力如何发挥，我们什么都不需要做，早已是完全自由的。

同样的，我认识有些朋友，他们花了大把时间和力气辩论因果业力，然而光是在头脑上理解这些道理，对我们的人生之旅一点影响也没有。更重要的是，借此重新检验自己的存在究竟为何物，亲身去发掘对自己有意义的答复。然后，你就会明白，这些或那些道理，一点儿都不重要。

39

能带走什么

问：借着谈静坐，你谈了这么多，能简单说明最根本的重点吗？

答：虽然我谈了这么多，但其实这些并没有任何一点值得重视的。

问：喔！我是认真的，我希望能将你所教的这些，浓缩成几句话。

答：如果这是你要的，我要说的其实是：

我们能在此世相逢，这因缘可以说是弥足珍贵，更可贵的是，我们还能共聚一堂，如此热切地思索人生课题。千万不要虚掷此生，不要让物欲成为你的印记，仿佛这才是此生唯一值得追求的事物似的。要有信心，有一个美妙而充满了奇迹的世界，一直等待你亲身发掘。花点时间，重新探勘，这些奇迹始终在等着你。

不要被自己凡夫俗子的存在形式给蒙蔽了，那只是幻影，只是你人生真相的残缺投影。

完整而真切地了解自己是谁，你从心底里认为自己是什么，你就是什么。把所有疑虑放在一旁，投入实相未知或不可知的领域，一旦进入了，一切就清楚明白了。要有信心，你来到此世，就是为了认识真实的自己，悟出真实的自己，在人生中继续前进。尽可能，或即使知其不可，也要尽力帮助那些困于自身的限制，而活得绝望无助的人。

心存慈悲，心存怜悯。

了悟真实自性，活出充满喜悦的人生。

活在喜悦中，也让人喜悦。

活在光明中，也分享光明给他人。

活在希望中，也为别人点燃希望。

活在爱里，也将爱分施众人。

活得尽兴，也让他人活出完整的意义。

活在智慧中，让智慧滋润尚未开窍的人。

当一个光明、希望、喜悦与爱的引路人。

杨定一博士 《全部生命系列》

天才科学家中的天才
奥运冠军心灵导师耗时 10 年大爱力作

中国台湾狂销排行 NO.1
彻底优化并改写无数人的命运轨迹

进阶生活智慧　活出人生真实　收获生命丰盛

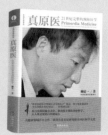
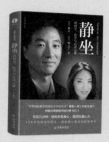
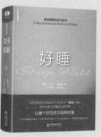
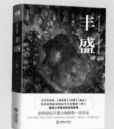
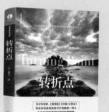
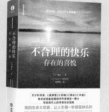
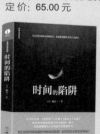
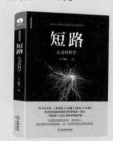